中华医学健康科普工程

中华医学会肾脏病知识科普

吾爱吾肾

知识强肾

中华医学会肾脏病学分会　组织编写

陈江华　李文歌　主　编

U0370180

 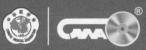 中华医学电子音像出版社
CHINESE MEDICAL MULTIMEDIA PRESS
北京

图书在版编目（CIP）数据

中华医学会肾脏病知识科普：吾爱吾肾　知识强肾 / 陈江华，李文歌主编 . —北京：中华医学电子音像出版社，2022.7

ISBN 978-7-83005-204-1

Ⅰ . ①中… Ⅱ . ①陈… ②李… Ⅲ . ①肾病（中医）—普及读物 Ⅳ . ① R256.5-49

中国版本图书馆 CIP 数据核字（2022）第 120842 号

中华医学会肾脏病知识科普：吾爱吾肾　知识强肾
ZHONGHUA YIXUEHUI SHENZANGBING ZHISHI KEPU：WU AI WU SHEN ZHISHI QIANG SHEN

主　　编：	陈江华　李文歌
策划编辑：	裴　燕
责任编辑：	宫宇婷　赵文羽　周寇扣　刘　溪
责任校对：	张　娟
责任印刷：	李振坤
出版发行：	中华医学电子音像出版社
通信地址：	北京市西城区东河沿街 69 号中华医学会 610 室
邮　　编：	100052
E - mail：	cma-cmc@cma.org.cn
购书热线：	010-51322677
经　　销：	新华书店
印　　制：	广东新京通印刷有限公司
开　　本：	850 mm×1168 mm　1/32
印　　张：	10.25
字　　数：	215 千字
版　　次：	2022 年 7 月第 1 版　　2022 年 7 月第 1 次印刷
定　　价：	80.00 元

内 容 提 要

　　本书由中华医学会肾脏病学分会组织全国多家知名医院的肾脏病专家编写，从肾脏结构到各种常见肾脏病、终末期肾病乃至肾衰竭的替代治疗等角度，以图文并茂的形式讲解肾脏病相关饮食起居、治疗用药和复诊监测等多个方面内容，旨在提高非医学人群对肾脏的了解和认识，促进肾脏病的早发现、早诊断、早治疗，是一部通俗、形象、科学、权威的肾脏病科普知识著作。

编 委 会

李 璐	李军辉	李剑波	李莉娜	吴 昊
余少斌	张 勇	陈 瑾	陈玉强	陈京仪
陈诗歆	林 毅	林 鑫	罗曼宇	周 莉
周文彦	胡 英	俞佳丽	费 扬	徐天华
殷晓红	唐 铭	曹正江	董 丹	程东生
甄军晖				

前　言

　　随着我国社会经济的快速发展，人民生活水平日益提高，卫生健康事业得到蓬勃发展，人民健康意识日渐增强，且健康需求也快速增长。现代医学是一门以患者为中心的复杂系统科学，在医疗过程中如何获得患者的充分理解和配合至关重要，这要求医务工作者根据自己的专业知识，将复杂疾病的发病机制、病理生理、治疗方案和注意事项等组织成通俗易懂的语言，辅以各类形象的图画，帮助患者更好地了解疾病过程和治疗选择，以期在充分尊重患者及其家属意愿的基础上，提供最适宜的医疗服务。因此，本书编写的目的为普及肾脏病相关科学知识，传播防病和治病的基本常识，为非医学专业人群提供通俗易懂、形象生动、科学权威的肾脏病科普读物。

　　本书由中华医学会肾脏病学分会组织全国多家知名医院的肾脏病专家编写，从肾脏结构到各种常见肾脏病、终末期肾病乃至肾衰竭的替代治疗等，以图文并茂的形式讲解肾脏病相关饮食起居、治疗用药和复诊监测等多个方面内容，凝聚了中华医学会肾脏病学分会第十一届委员会全体委员的集体智慧，为广大人民群众和肾脏病患者提供了一部高水平的科普著作。

我国人口众多，肾脏病发病率高，但知晓率尚低，终末期肾病患者数量已居世界首位，且本病治疗费用高、病死率高，给家庭和社会带来沉重负担。希望本书的出版能对广大读者有所裨益，提高非医学人群对肾脏的了解和认识，促进肾脏病的早发现、早诊断、早治疗，为肾脏病患者带来更多科学认知和临床获益，为我国肾脏病科普工作贡献一份力量。

本书虽经编者多次校对，但仓促付梓间仍恐有鲁鱼亥豕之误和力有不逮之处，祈望读者不吝赐教。

陈江华 李文歌

2022年6月

目　录

第一章
泌尿系统的组成和功能

一、泌尿系统的组成

泌尿系统由肾脏、输尿管、膀胱和尿道4个部分组成，男性还包括前列腺。泌尿系统的主要作用是生成尿液，排泄人体的代谢产物，调节人体的电解质和酸碱平衡，从而起到维持人体内环境相对稳定的作用。通俗地说，就是负责将人体

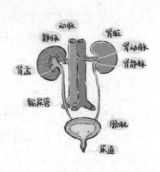

代谢过程中所产生的各种不被人体所利用或有害的物质排出体外。

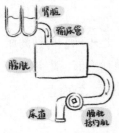

尿液由肾脏生成，经输尿管输送至膀胱，后经尿道排出体外，整个尿液流经的管道即为"尿路"。如果把肾脏比作是人体的"净水器"，那么输尿管就是"进水管"，膀胱是"蓄水池"，膀胱括约肌是"出水开关"，尿道则是"出水管"，尿道外口就是"出水口"。

正常情况下，人体有2个肾脏，位于腹后壁上部（后腰

部）、脊柱的两侧，左高右低，如拳头大小，外形似蚕豆，呈红褐色，大众俗称"腰子"。成年人的肾脏长10.5～11.5 cm、宽5.0～7.2 cm、厚2～3 cm，重100～140 g，不同体重、体型、性别人群的肾脏大小略有不同。肾脏由肾单位、肾小球旁器（又称近血管球复合体）、肾间质、血管及神经组成，其基本的解剖结构包括肾皮质、肾髓质、肾盏和肾盂。其中，肾单位是完成肾脏基本功能的主要结构，每侧肾脏约有100万个肾单位，其结构包括肾小球、肾小囊和肾小管。

输尿管是一对细长的肌性管道，左右各一，长25～30 cm，起于肾盂，止于膀胱。输尿管走行在腹腔和盆腔后的腹膜后，进入盆腔后与膀胱相通。输尿管质地较硬韧，具有一定的收缩性和扩张性。

膀胱是一个储存尿液和排泄尿液的器官，位于下腹部的脐以下。正常成年人的膀胱容量为300～500 ml，新生儿的膀胱容量约50 ml。膀胱空虚时呈"三棱锥体形"，充盈时呈"卵圆形"。膀胱内有一个呈"三角形"的区域，位于左输尿管口、右输尿管口和尿道内口之间，亦称"膀胱三角"，是肿瘤、炎症（包括结核）的好发部位。

膀胱下方开口于尿道。男性的尿道与女性不同：男性的尿道细长，全长16～22 cm，从内向外分为前列腺部、膜部及海绵体部，最后开口于尿道外口；女性的尿道短、宽而直，全长3～5 cm，开口于阴道前庭，邻近阴道和肛门，大量细菌容易在此积聚，女性稍不注意清洁，就会引发感染。据统计，95%的女性在一生中至少会发生一次尿路感染，25%～40%的女性可反复发生尿路感染。

二、泌尿系统的功能

1. 肾脏的基本功能是什么？

肾脏是人体的重要排泄器官，对维持人体内环境稳定有重要作用。肾脏的基本功能主要有6个方面。

（1）排泄人体废物：在人体内，肾脏就像一部强大的"净化机"，每个肾脏约有100万个肾单位，每个肾单位就是一个小"过滤器"。人体每时每刻都在新陈代谢，在这个过程中必然会产生一些不需要的废物，这些废物主要有尿素、肌酐和有机酸等。肌酐为含氮代谢产物，由肾小球滤过排出体外，而马尿酸、苯甲酸和各种胺类等有机酸则通过肾小管排出，肾小球还要排出许多进入人体内的药物代谢产物。人体绝大部分的代谢废物均由肾脏排出体外，剩余的小部分由肠道排出，从而保持人体正常的生理功能。当肾脏受到损害时，人体内的各种代谢废物不能正常排出，不断蓄积就会引起各种各样的症状和（或）体征。

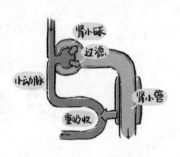

（2）维持人体水平衡：在正常情况下，人体水的摄入和排出保持动态平衡，每人每天约2500 ml。人体内水潴留过多或失水过多，都会影响正常的生理功能。人体水的摄入主要有3种途径：①食物中含的水，成年人一般每天从食物中摄入水约900 ml；②饮水，成年人每天饮水、汤、乳或其他饮料约1200 ml；③代谢水，即人体内糖类、脂肪、蛋白质代谢时氧化产生的水，每天约250 ml。人体水的排出主要有4种途径：①皮肤蒸发，成年人每天为400～500 ml；②呼气中带出的水，成年人每天约400 ml；③随粪便排出的水，成年人每天约200 ml；④经肾随尿排出的水。人体的血液流经肾脏时通过滤过、重吸收等复杂的处理形成尿液并排出体外，从而维持水平衡，这也是肾脏非常重要的功能之一。正常人每天都会产生1000～2000 ml尿液，当肾功能受损时，尿液就无法正常生成，人体就会出现水肿等症状。

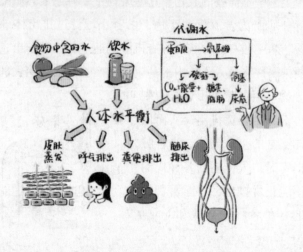

（3）维持人体电解质和酸碱平衡：除了水，肾脏还负责调节人体内各种电解质和酸碱的平衡。水是生命之源，钠、氯、钾、磷等电解质是人体细胞正常工作的基石，酸碱度则是人体细胞和器官工作的基本环境，任何一个部分出错都会导致人体

出现各种问题，甚至有生命危险。

在人体正常的新陈代谢中，上述离子都是由肾脏调节的。例如，钠的调节特点是"多吃多排、少吃少排、不吃不排"，钾的调节特点是"多吃多排、少吃少排、不吃也排"，氯的调节特点是伴随钠的吸收排泄，氢、氨则是由分泌过程来完成调节。

对于酸碱平衡的调节，肾脏主要在尿液生成的同时把体内代谢过程中产生的酸性物质排出体外，且肾脏还能控制酸性物质和碱性物质排出的比例，制造氨和尿酸，通过这些功能使人体得以保持正常的酸碱平衡。

（4）调节血压：肾脏是除了心脏以外对血压影响最大的器官，正常成年人安静时每分钟约有1200 ml血液流经两侧肾脏，占心输出量的1/5～1/4。肾脏对人体血压的影响主要有：①通过全身容量负荷影响血压。肾脏通过对水、钠排出量的调节来改变循环血量和心输出量，以达到调节血压的目标。当肾功能出现问题时，肾脏的排钠功能发生障碍，导致水钠潴留，积存在血管内必然导致血压升高。②肾脏的肾素-血管紧张素-醛固酮系统参与血压的调节。肾脏与甲状腺、胰腺等脏器一样，可以分泌一些激素，其中就有与血压密切相关的肾素，肾素可以使血压升高、钠的排泄减少，故当人体缺钠、血管容量不足、肾脏血流灌注不足和处于直立体位时，肾脏就会分泌更多肾素，这些肾素到了血浆中就会使血管紧张素原变成血管紧张素Ⅰ和血管紧张素Ⅱ，血管紧张素Ⅱ和醛固酮会使血压升高，以满足人体需要。③肾脏分泌前列腺素参与血压的调节。前列腺素由肾髓质乳头部位的间质细胞分泌。

其中，前列腺素E_2（prostaglandin E_2，PGE_2）和前列腺素A_2（prostaglandin A_2，PGA_2）有降压作用。前列腺素的主要作用有舒张血管、降低外周阻力、抑制肾脏对水和钠的重吸收、减少血容量、使动脉血压降低。

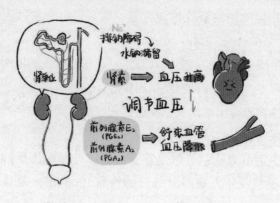

（5）促进生成红细胞：《黄帝内经·素问·宣明五气篇》指出："肾主骨生髓。"现代科学研究发现，肾脏与骨骼的生长和骨髓的造血功能息息相关，这些都是通过肾脏的内分泌功能实现的。肾脏不仅能分泌肾素，还能分泌与造血密切相关的促红细胞生成素。促红细胞生成素是一种作用于骨髓造血系统的激素，其可促进骨髓对铁的摄取和利用，加速血红蛋白和红细胞的生成。当肾脏出现问题时，促红细胞生成素分泌不足，骨髓的造血能力就会下降，导致贫血，又称肾性贫血。

（6）促进维生素D活化：肾脏主要通过分泌1,25-二羟维生素D_3（即活化的维生素D_3）影响骨骼。人体内的维生素D必须经肾脏转变为1,25-二羟维生素D_3才能发挥其生理作用，1,25-二羟维生素D_3能促进胃肠道钙、磷的吸收，促使骨钙转移、骨骼生长和软骨钙化；同时，1,25-二羟维生素D_3还参与人体内磷的调节，其可促进肾小管对磷的重吸收，使尿磷排出减少。

2. 输尿管的基本功能是什么？

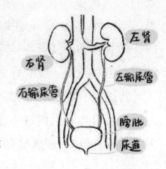

输尿管在人体内上接肾盂、下连膀胱，是一对细长的管道，呈"扁圆柱状"，管径平均为0.5～0.7 cm。成年人的输尿管全长25～30 cm。输尿管的生理功能是通过输尿管平滑肌蠕动不断地将尿液从肾脏输送到膀胱。简单来说，就是帮助人体排出尿液。

输尿管先位于腹膜后，之后进入盆腔，最后斜穿膀胱壁开口于膀胱，故临床常将输尿管分为腹段、盆段和壁内段。在解剖生理上，输尿管有3个生理狭窄处，一个在肾盂和输尿管移行处（输尿管起始处），一个在骨盆入口处，最后一个在膀胱壁内部。如果泌尿系统出现结石，极易在输尿管的3个生理狭窄处发生嵌顿，引起肾绞痛，很多患者都难以承受。输尿管壁内段较狭窄，可起到避免膀胱内的尿液反流到输尿管而引起反流性肾病和尿路感染的作用，这也是输尿管的重要作用之一。

3. 膀胱的基本功能是什么？

膀胱是储存尿液的肌性囊状器官，是人体的储尿器官，像一个"水库"，肾脏产生的尿液通过输尿管汇聚到膀胱，集中等待"开闸放水"。膀胱的形状会随着尿液的充盈程度而改变。成年人的膀胱容量平均为300~500 ml，最大容量可达800 ml；新生儿的膀胱容量约为50 ml；女性的膀胱容量小于男性；老年人因膀胱肌张力下降而容量增大。当膀胱极度充盈时，人体就会出现"尿急"，甚至感到胀痛。空虚的膀胱呈"三棱锥体形"，充盈时呈"卵圆形"，分为膀胱尖、膀胱底、膀胱体和膀胱颈4个部分。膀胱与尿道的交界处有膀胱括约肌，可以控制尿液的排出。

　　膀胱也有脆弱的地方。在膀胱底部，内壁上左输尿管口和右输尿管口与尿道内口三点之间形成了一个三角形区域，被称为"膀胱三角"，该区域缺乏黏膜下组织，直接与肌层紧密结

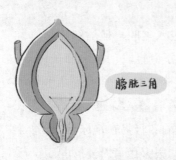

合，无论膀胱空虚或充盈时，黏膜都保持平滑状态。该区域是膀胱炎症（包括结核）和肿瘤的好发部位。正常人经常憋尿不仅容易引起膀胱炎、尿道炎等疾病，甚至可能引起反流性肾病或肾盂肾炎，严重时可导致肾实质功能损害。

　　膀胱的主要血液供应来自髂内动脉前支的膀胱上动脉、下动脉。女性除了膀胱动脉外，尚有阴道动脉和子宫动脉供应膀胱血液。

　　人体每天进行的排尿活动其实是一种受中枢神经系统控制的反射活动。当膀胱充盈时，相当于"水库"蓄满水，膀胱壁的张力增加，膀胱壁内的牵张感受器受到刺激而兴奋，神经冲

动就会像"放电"一样沿着人体的神经（"电线"）上传，即从盆神经到脊髓的排尿反射初级中枢，再上传到大脑皮质的排尿反射高级中枢，从而产生"尿意"。人体要排尿时，大脑又会沿着逐级神经下放冲动，引起膀胱壁逼尿肌收缩，膀胱内括约肌、外括约肌舒张，排出尿液。因此，一些人在精神紧张时会出现尿频。神经损伤或下尿路病变都会导致排尿异常，包括储蓄尿液的异常（如尿频、尿急、尿失禁等）和排空尿液的异常（如排尿困难、尿等待、尿潴留等）。

4. 前列腺的基本功能是什么？

在膀胱下方，尿道起始部周围环绕着一个"栗子"大小的前列腺。前列腺区是前列腺管、射精管和尿道等数十条管道的汇合枢纽。

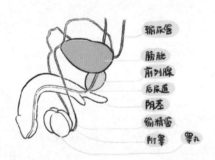

前列腺的生理功能包括：①外分泌功能。前列腺是男性最大的附属性腺，亦属于人体的外分泌腺之一，可分泌前列腺液，是精液的重要组成部分，参与精液的凝固和液化过程，并提供精子生存所需的营养物质。前列腺液对维持精子的正常功能有重要作用，对生育亦非常重要，其分泌受雄激素调控。②内分泌功能。前列腺基质含有丰富的5α-还原酶，可将睾丸产生的睾酮转化为活性更强的双氢睾酮。③参与控制排尿。前列腺参与构成尿道内括约肌。男性静息时，尿道、射精管和前列腺腺管均关闭，尿液储存在膀胱内，男性不会出现尿失禁；排尿时，伴随着膀胱逼尿肌收缩，膀胱内括约肌则松弛，尿道开放，射精管、前列腺管关闭，尿液得以顺利排出。④参与射精过程。前列腺实质内有尿道和2条射精管通过，射精时，关闭尿道近侧部分，防止精液反流到膀胱；同时，前列腺和精囊腺的肌肉收缩，将输精管和精囊腺中的内容物经射精管压入后尿道，排出体外。

第二章

肾脏病表现

一、尿液异常

1. 正常尿液的特点有哪些?

尿液是人体新陈代谢的排泄物,正常尿液中含有人体不需要的废物或人体内过多的物质。成年人每天尿量的多少取决于当天水摄入量和排出量的平衡,通常为1000~2000 ml。

正常尿液的特点如下。

(1)次数和尿量:成年人一般每天日间排尿3~5次,夜间0~1次;每次排尿200~400 ml,全天排尿1000~2000 ml。

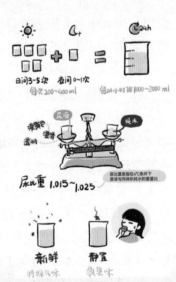

(2)颜色和透明度:正常的新鲜尿液呈淡黄色,澄清、透明,静置后可出现微量絮状沉淀物。

(3)尿比重:正常情况下,成年人的尿比重为1.015~1.025。

(4)气味:新鲜的尿液有

特殊气味，来源于尿液内的挥发性酸；当尿液静置一段时间后，会因尿素分解产生氨而有氨臭味。

2. 什么是尿量异常？

尿量异常是指个体24 h内排出体外的尿液总量异常，包括多尿、少尿和无尿等。尿量多少主要取决于肾小球滤过率和肾小管的重吸收、稀释、浓缩功能。由于饮食习惯和个体差异，每个人尿量不同，一般情况下每24 h排出1000～2000 ml。

多尿是指成年人每天尿量>4000 ml。少尿是指成年人每天尿量<400 ml。无尿是指成年人每天尿量<100 ml。

3. 尿成分异常有哪些？

（1）尿色异常：健康人的尿液肉眼呈淡黄色或橘黄色，这是因为尿液中含有尿色素、尿胆素、尿胆原和尿卟啉等物质。但在某些病理情况下，尿液可呈不同颜色。

1）常见尿色异常

A. 红色：①血尿（呈淡红色云雾状、洗肉水样，或混有血块），含有一定量红细胞的尿液被称为血尿。②血红蛋白尿（呈暗红色、棕红色、酱油色），血红蛋白是红细胞内运输氧的特殊蛋白质，也是使血液呈红色的蛋白质，红细胞大量破碎后释放血红蛋白，超过肾小管的重吸收能力而从尿液中排出。③肌红蛋白尿（呈粉红色、暗红色），是指肌肉组织由于某种原因发生急性破坏而导致肌红蛋白从尿液中排出。④卟啉尿（呈红葡萄酒色），常见于先天性卟啉代谢异常。

B. 深黄色：最常见的是胆红素尿。含有大量结合胆红素的尿液被称为胆红素尿，其呈深黄色豆油样，振荡后泡沫仍呈黄色，胆红素定性检查结果呈阳性，常见于肝细胞性黄疸和胆汁淤积性黄疸。

C. 白色：①乳糜尿和脂肪尿（呈乳白色、乳状浑浊，或见脂肪小滴），常见于丝虫病、肾周围淋巴管梗阻、脂肪挤压损失、骨折和肾病综合征等。②脓尿和菌尿（呈白色浑浊或云雾状），常见于泌尿系统化脓性感染，如肾盂肾炎、膀胱炎、尿道炎等。③结晶尿（呈黄白色、灰白色或淡粉红色），尿液中含有高浓度的盐类结晶，以磷酸盐和碳酸盐最常见，还可见尿酸盐、草酸盐结晶。

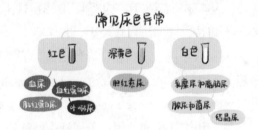

2）较少见尿色异常

A. 黑褐色：主要见于重症血尿、变形血红蛋白尿，也可见于酪氨酸病、酚中毒、黑尿酸症或黑色素瘤等。

B. 蓝色：主要见于蓝尿布综合征，也可见于尿蓝母、靛青生成过多的某些胃肠疾病等，以及某些药物或食物的影响。

C. 淡绿色：主要见于铜绿假单胞菌感染，以及服用某些药物（如吲哚美辛、亚甲蓝、阿米替林等）后。

（2）血尿

1）定义：血尿是指尿液中混有异常数量的红细胞，包括肉眼血尿和显微镜下血尿（简称镜下血尿）。肉眼血尿是指尿液呈类似洗肉水、浓茶和酱油等的颜色。镜下血尿是指显微镜示每个高倍视野下红细胞数超过3个。

尿隐血是反映血尿的间接指标，如果显微镜下尿液中的红细胞数不超过每个高倍视野下3个，不能诊断为血尿。如果

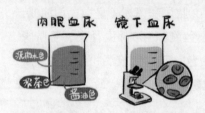

患者尿隐血严重，但显微镜下尿液中的红细胞数正常，表明是肌红蛋白尿或血红蛋白尿，应寻找病因。

2）临床意义：肉眼血尿中若出现血块，表明泌尿系统发生了出血，且出血量比较多；肉眼血尿若不伴有血块，表明出血量较少。若尿液中的红细胞呈均一形态，表明泌尿系出现损伤，导致出血，可通过B型超声（简称B超）、计算机体层成像（computed tomography，CT）、磁共振成像（magnetic resonance imaging，MRI）、静脉肾盂造影和膀胱镜等明确出血部位和病因；若尿液中的红细胞形态呈多形状，表明血尿来源于肾小球或肾小管，可通过尿蛋白定量、肾功能检查、血清学检查和肾穿刺活检等明确肾脏病类型。

3）治疗：患者应多休息，多饮水，保持每天的尿量超过2000 ml，积极治疗病因（如泌尿系统结石、肿瘤、肾小球疾病等）。

4）相关问题

A．尿隐血阳性是血尿吗？临床上，尿隐血阳性不是血尿的诊断标准，真正判断个体是否存在血尿的指标是尿红细胞数。那么尿隐血阳性的病因是什么？目前的尿液分析仪采用的是干化学试纸法，只要尿液中存在能使试纸条变色的物质，都会出现阳性结果，故经常有患者以"血尿"就诊。面对这种情况，首先应确定是否为真性血尿，除外使尿液呈红色的干扰因素。某些食物（如辣椒、番泻叶等）和某些药物（如利福平、苯妥英钠等）及其代谢产物可导致红色尿液；血管内溶血引起的血红蛋白尿和肌细胞损伤引起的肌红蛋白尿也可见尿隐血阳性。上述情况的鉴别要点是尿沉渣镜检无超出正常范围的红细胞。但成功辨别尿隐血阳性和血尿并不代表能判断何处发生病变，如果患者确诊血尿，需要加做尿红细胞形态学检查，对于判断血尿的来源有重要意义。同时，应结合临床表现、尿蛋白情况和影像学检查结果进行综合分析。

B．如何确定血尿的出血部位和原因？血尿患者由于病因不同，所伴随的症状、体征和实验室检查结果也不尽相同。详细询问病史、进行体格检查和辅助检查，并将获取的临床资料进行综合分析，对于确定血尿的部位和原因有重要意义。

血尿伴尿路刺激征，多考虑为感染性疾病；血尿伴高热、寒战、腰痛和全身症状，可考虑为肾盂肾炎等；血尿伴低热，且抗感染治疗久治不愈，可考虑为慢性炎症，并除外泌尿系统结核等。若患者确诊有痛性血尿（即血尿伴疼痛），应明确有无尿路结石，可行肾脏B超、腹部X线片等检查，必要时行静脉肾盂造影或逆行肾盂造影以明确诊断。若患者确诊无痛性血尿（包括发作性或持续性无痛性肉眼血尿，伴血块或坏死组织；或初为持续性镜下血尿，后呈持续性肉眼血尿；或尿液中的红细胞大小均一、形态正常），应警惕肾盂癌、膀胱癌或前列腺癌，可行膀胱镜、尿癌细胞检查、B超、CT、MRI、血清前列腺特异性抗原（prostate-specific antigen，PSA）检查等，必要时行逆行肾盂造影。患者出现肾区或腰部挫伤＋血尿多与损伤有关。患者为青年（或儿童）、体型瘦长、进行剧烈运动或重体力劳动、久站且伴高热，多因肠系膜上动脉压迫左肾静脉引起左肾静脉压增高而出现血尿、蛋白尿，此为"胡桃夹"现象。游走肾患者在剧烈活动或重体力劳动后有时也会出现镜下血尿或肉眼血尿。

（3）蛋白尿

1）定义：尿液中的蛋白质含量每天超过150 mg和（或）尿蛋白定性检查呈阳性被称为蛋白尿。若尿液中的蛋白质含量超过3500 mg/24 h，则称为大量蛋白尿。尿蛋白定性检查持续呈阳性通常代表肾脏发生病变，也可依据尿蛋白的多少来判定肾损害程度和肾脏病的治疗效果。

健康人的尿液中仅有极微量的白蛋白排出（<30 mg/24 h）。若个体的尿蛋白肌酐比（urinary albumin to creatinine ratio，UACR）为30～300 mg/g，或8 h尿蛋白定量为20～200 μg/min，或24 h尿蛋白排泄量为30～300 mg，可诊断为微量白蛋白尿（microalbuminuria，MAU）。上述指标也是诊断早期或轻微肾损害的敏感指标。

2）临床意义：当尿液中出现蛋白质，在排除是由生理因素如剧烈运动、高热、寒冷、精神紧张等导致后，无论蛋白质

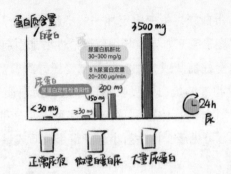

的量是多少，都代表发生肾损伤。若要判断病理性蛋白尿的来源（如肾小球、肾小管或混合性病变等），需要借助24 h尿蛋白定量、尿蛋白成分分析、肌酐、尿素和肾脏彩色多普勒超声等检查来评估肾脏情况，必要时应结合肾脏病理进行明确诊断。

3）治疗：患者应控制饮食、避免诱因和控制伴随疾病（如糖尿病、高血压和高尿酸等）。对于持续性孤立性蛋白尿，应长期随访，根据蛋白尿情况加用血管紧张素转化酶抑制剂（angiotensin converting enzyme inhibitor，ACEI）/血管紧张素Ⅱ受体阻滞剂（angiotensin receptor blocker，ARB）或中药治疗。对于伴有肾脏病的蛋白尿，可根据病理类型决定用药。

4）相关问题

A. 健康人会有蛋白尿吗？正常人的尿液中含有微量蛋白质，只是含量较少，普通的检测方法不能检测出来，故检查结果为阴性。在某些生理状态下，正常人可出现生理性蛋白尿，如：①功能性蛋白尿，即剧烈运动、高热、寒冷和精神紧张等引起的蛋白尿，蛋白质定性一般不超过"＋"，多由肾缺血、肾血管痉挛或充血导致肾小球通透性增加引起。②体位性蛋白尿，由脊柱前凸或久站时肾静脉受压导致肾静脉压增高，通过肾小球滤过的蛋白质吸收不良引起，蛋白质定性有时高达"＋＋"，个体卧床休息后可消失，多见于儿童和青年。③摄食性蛋白尿，可见于个体注射小分子量蛋白质或一次性摄入大量蛋白质。

B. 尿蛋白是怎样形成的？正常的肾小球滤过膜对血浆蛋白有选择性滤过作用，能有效阻止绝大部分血浆蛋白从肾小球滤过，只有极少量的血浆蛋白进入肾小球滤液。当肾脏发生病变时，肾小球滤过膜通透性增高，使大量蛋白质滤过到肾小球滤液中，远超过肾小管的重吸收能力，蛋白质进入终尿中，导致蛋白尿。

病理性蛋白尿主要见于：①肾小球疾病，如急性肾小球肾炎、狼疮性肾炎、过敏性紫癜肾炎和糖尿病肾病等。②肾小管疾病，如活动性肾盂肾炎、间质性肾炎、妊娠高血压综合征、重金属（如汞、镉、铋等）中毒和应用某些药物等。③肾脏病变同时累及肾小球和肾小管时，尿中低分子和高分子蛋白质均大量增多，是肾功能不全的指征，主要见于慢性肾小球肾炎、慢性肾盂肾炎等。④严重的泌尿系统感染、急性溶血性疾病、多发性骨髓瘤和巨球蛋白血症等。

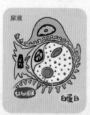
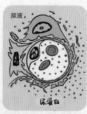

C. 如何尽早发现蛋白尿? 需要注意的是, 当尿液中出现很多细小的泡沫且不容易消散时, 一般提示尿液中出现蛋白质。很多患者都是因为尿液中泡沫过多做尿常规才发现蛋白尿。当尿常规示尿液中蛋白质增多且尿蛋白阳性时, 可行24 h尿蛋白定量检查。对于合并高血压、糖尿病、自身免疫性疾病和心血管疾病等的高危人群, 定期筛查尿常规十分有必要。另外, 大量蛋白尿还会引起眼睑和(或)双下肢水肿, 故个体若出现眼睑和(或)双下肢水肿, 需要警惕蛋白尿。

D. 如何留取尿液标本? 蛋白尿的留取分为晨尿和24 h尿。

患者在晨尿的留取过程中应特别注意以下5点, 以使检查结果更准确。①留取晨尿。将晨起后的第1次尿液留为标本是最佳的, 因为晨尿较浓缩、偏酸性、无饮食因素的干扰, 且细胞成分多而完整, 更易发现尿液异常。②选取中段尿。在尿液的留取过程中, 很难避免被外阴和尿道口的炎性分泌物或白带污染, 而中段尿的留取可较好地避免这些因素的干扰。留取中段尿的方法是, 在留取尿液时先排掉前一段尿, 留取中间尿, 再将最后一段尿也排掉。③尽快送检。留取新鲜的中段尿10～20 ml后, 将标本置于清洁的容器内, 且尿液标本必须在留取后1～2 h送检。若不能及时送检, 应将标本置于4 ℃的冰箱内冷藏, 以防细菌生长。④保持空腹状态。为获得可靠的检查结果, 应要求患者于留尿前至少禁水14 h。⑤女性患者不可在月经期留取尿液标本。在留取随机尿液标本时, 特别是在为尿细菌培养留取标本时, 患者最好先清洁外阴。

24 h尿液标本是肾脏病患者需要在24 h内多次留取的。24 h尿液标本也可用于多项检查, 除外尿蛋白定量检查, 还可用于尿电解质（如钠、钾、氯、钙和磷等）和尿肌酐清除率等检查。留取24 h尿应采取正确的方法，才能保证标本的质量。首先，嘱患者弃去起床后的第1次尿液，将之后所排尿液全部存留，直至次日同一时间起床时（如1例患者早晨7∶00起床并排尿，将这时所排尿液弃去，而把7∶00以后的所有尿液留置于容器内，一直留到次日清晨7∶00起床排尿为止）；其次，记录24 h的排尿总量（或用秤称出尿液的总重量）；最后，将尿液搅匀，留一小瓶（50～100 ml）标本送检。

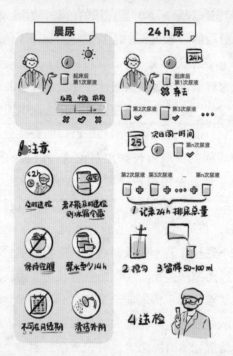

　　E. 尿蛋白水平与疾病的转归和预后有什么关系？目前，慢性肾脏病患者多根据尿蛋白肌酐比或24 h尿蛋白排泄量进行

蛋白尿分期，不同分期对应的疾病严重程度和预后差异较大。一般说来，持续性蛋白尿往往代表肾脏出现病变。尿蛋白水平高低反映病变程度，可据此进行疗效观察。需要特别指出的是，肾小球病变到了晚期，由于大量肾单位废损，使蛋白质滤出减少，尿蛋白水平反而降低或消失，但这并不代表肾脏病变减轻。

4. 尿常规异常有哪些？

尿常规指标包括酸碱度（potential of hydrogen，pH）、尿色（urine color，COL）、尿比重（specific gravity，SG）、尿胆原（urobilinogen，URO/UBG）、尿隐血（urine latent blood，BLD）、白细胞（white blood cell，WBC）、尿蛋白（urine protein，PRO）、尿糖（urine glucose，GLU）、胆红素（bilirubin，BIL）、酮体（ketone body，KET）和尿红细胞（red blood cell，RBC）等。

（1）酸碱度异常：除外生理因素和饮食影响，pH降低见于代谢性酸中毒、痛风、糖尿病、肾结石和坏血病等，pH升高见于碱中毒、原发性醛固酮增多和膀胱炎等。

（2）尿色异常：尿液通常呈淡黄色，饮水多时更清亮，饮水少时呈暗黄色，但若呈红色、茶色、乳白色等，需要高度重视，许多疾病（如肿瘤、肝病、较重的泌尿系统感染和乳糜尿等）均可引起尿色变化。

（3）尿比重异常：其对肾小管功能障碍具有诊断价值，但尿比重高或低在正常人中也很常见。

（4）尿蛋白异常：分为生理性蛋白尿和病理性蛋白尿，但出现"＋"多意味着由肾脏病变或全身疾病引起，此时应至肾内科就诊并做24 h尿蛋白定量检查。

（5）尿胆红素异常：尿液中胆红素增多会使泡沫增多，"＋"通常与黄疸关系紧密。尿胆红素检查主要用于黄疸的诊断和黄疸类型的鉴别诊断。尿胆红素阳性常见于肝实质病变或阻塞性黄疸。

（6）尿酮体异常：尿液标本不新鲜会出现"＋"，久未进食也会出现"＋"，严重的糖尿病也会出现"＋"。

（7）尿胆原异常：多数为阴性，溶血或肝细胞黄疸时会出现"＋"。

（8）尿葡萄糖异常：出现"＋"首先要检测糖尿病，有一部分人血糖正常但尿糖异常，被称为肾性糖尿或应激性糖尿。

（9）尿白细胞异常：＞5个/高倍镜视野即为镜下脓尿。尿白细胞增多主要见于泌尿系统感染（如肾盂肾炎、膀胱炎、尿道炎等），也可见于泌尿系统邻近器官疾病（如前列腺炎、阴道炎、盆腔炎等）。

（10）尿红细胞异常：正常尿液会偶尔出现红细胞，但不会超过3个/高倍镜视野。如果尿液中出现较多红细胞，有可能是肾脏和（或）尿路出血所排出的红细胞，也要考虑由血液循环障碍引起。尿液检查有时会出现尿隐血阳性而尿红细胞阴性的情况，这是由尿中红细胞受尿中渗透压等因素影响破裂导致。

（11）上皮细胞和管型异常：肾实质发生损害时，如肾小球肾炎，可见较多的肾小管上皮细胞，其出现与肾小管坏死、肾移植排斥反应和间质性肾炎有关。个体确诊泌尿系统炎症时，还可见较多鳞状上皮细胞和移行上皮细胞。尿液检查出现管型表示肾实质损害，常见于急性或慢性肾小球肾炎、肾衰竭等。

（12）尿细菌异常：除外污染因素，若个体合并尿频、尿急、尿痛等不适症状，且白细胞异常，多提示泌尿系统感染，需要进一步完善尿细菌培养和药敏试验。

（13）尿酵母菌异常：需要做中段尿细菌、真菌培养。

（14）尿结晶异常：可见于严重的痛风、黄疸和草酸结石等。

5. 排尿异常有哪些？

排尿异常包括尿频、尿急、尿痛、排尿困难、尿潴留和尿失禁等。排尿异常中的尿频（每天排尿＞8次）、尿急（一旦有尿意需要立即排尿）、尿痛（排尿时下腹部、尿道有疼痛感或烧灼感）被称为尿路刺激征，见于尿路感染、尿道综合征、输尿管结石（特别是输尿管膀胱壁段结石）、膀胱肿瘤、间质性膀胱炎和出血性膀胱炎等。

（1）尿频：正常成年人日间排尿3～5次，夜间0～1次。因饮水过多、精神紧张或气候寒冷导致排尿次数增多，属于正常现象，称为生理性尿频，特点是每次尿量均不少，也不伴尿急、尿痛等其他症状。常见的病理性尿频有以下几种：①多尿性尿频，尿频且每次尿量不少，见于糖尿病、尿崩症和精神性多饮等。②炎症性尿频，尿频而每次尿量少，多伴有尿急和尿痛，见于膀胱炎、尿道炎和前列腺炎等。③神经性尿频，尿频而每次尿量少，不伴尿急、尿痛，尿液镜检未见炎性细胞，见于中枢和周围神经病变（如癔症、神经源性膀胱）。④其他，如膀胱占位性病变、膀胱受压（妊娠子宫增大或卵巢囊肿等压迫膀胱）和膀胱结核等。

（2）尿急：常见病因有泌尿系统炎症、结石和异物、肿瘤，以及神经、精神因素等。

（3）尿痛：引起尿急的病因几乎都可以引起尿痛，疼痛多在下腹部、会阴部和尿道内，尿痛性质可为灼痛或刺痛。

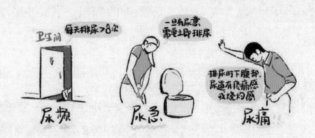

（4）排尿困难：是指尿液排出困难，需要用力排尿，严重者可导致尿潴留。排尿困难根据病因可分为：①阻塞性排尿困难，主要由膀胱颈疾病和尿道、前列腺疾病等泌尿外科疾病造成；②功能性排尿困难，见于脊髓损伤、糖尿病和神经源性膀胱等情况。

（5）尿潴留：是指膀胱不能排空（残留尿量＞50 ml），突然起病称为急性尿潴留，缓慢形成、反复发作称为慢性尿潴留。男性常见，分为阻塞性尿潴留和功能性尿潴留。

（6）尿失禁：是指丧失排尿的自控能力，尿液不自主地流出膀胱。尿失禁的类型分为：①压力性尿失禁，在咳嗽、大笑、运动等腹内压增高时出现；②急迫性尿失禁，突然出现无法控制的尿意，常见于尿路感染和神经兴奋性增高；③混合性尿失禁，是上述两者的混合型；④溢出性尿失禁，由慢性尿潴留导致；⑤创伤性尿失禁，由骨盆创伤导致。

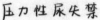

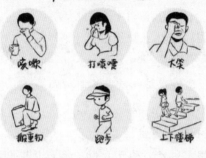

二、水　肿

1. 什么是水肿?

水肿是指人体组织间隙有过多的液体积聚而使组织肿胀,表现为皮下组织有液体积聚,指压后可见组织凹陷。严重水肿可见水肿部位皮肤紧绷发亮,甚至有液体渗出。

2. 水肿的分类有哪些?

水肿分为全身性水肿和局限性水肿。当液体在人体内组织间隙呈弥漫性分布时,称为全身性水肿(常为凹陷性);当液体积聚在局部组织间隙时,称为局限性水肿;当液体积聚在体腔内时,称为积液,如胸腔积液、腹水、心包积液等。

(1)全身性水肿

1)心源性水肿:常见于右心衰竭、缩窄性心包炎等。

2)肾源性水肿:常见于肾小球肾炎、肾病综合征等。

3)肝源性水肿:常见于病毒性肝炎、肝癌和肝硬化等。

4）营养不良性水肿：常见于低蛋白血症、维生素 B_1 缺乏症等。

5）结缔组织病性水肿：常见于系统性红斑狼疮、硬皮病和皮肌炎等。

6）变态反应性水肿：常见于血清病等。

7）内分泌性水肿：常见于格雷夫斯病（Graves病）、甲状腺功能减退症和库欣综合征等。

8）特发性水肿：发生于女性，特点是周期性出现，若发生于月经前，称为经前期水肿，与孕激素有关。

9）其他：药物性水肿、妊娠高血压综合征性水肿。

（2）局限性水肿

1）静脉阻塞性水肿：常见于静脉血栓、下肢静脉曲张等。

2）淋巴梗阻性水肿：常见于丝虫病的象皮肿等。

3）炎症性水肿：常见于丹毒、疖肿和蜂窝织炎等。

4）变态反应性水肿：常见于血管神经性水肿、接触性皮炎等。

3. 为什么会出现水肿？

在正常人体内，血管内液体不断从毛细血管小动脉端滤出至组织间隙成为组织液，而组织液又不断从毛细血管小静脉端回收入血管内，两者经常保持动态平衡，故组织间隙一般没有过多的液体积聚。保持这种平衡的主要因素有：①毛细血管内静水压；②血浆胶体渗透压；③组织液静水压；④组织液胶体渗透压。当维持体液平衡的因素发生障碍导致组织液的生成大于回收时，可发生水肿。

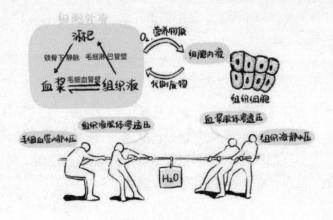

4. 出现水肿就一定是患了肾脏病吗?

　　水肿的病因有很多,需要根据水肿的部位、性质、伴随症状和相关检查等多个方面进行诊断和鉴别诊断。肾脏病所致水肿的特点是疾病早期晨起时见眼睑和颜面水肿。心源性水肿的特点是首先出现在身体的低垂部位,常最早出现于踝内侧,水肿呈对称性、凹陷性。肝源性水肿主要表现为腹水,也可首先出现踝部水肿,逐渐向上蔓延,而头面部和上肢常无水肿。甲状腺功能减退症的水肿特点为非凹陷性,不受体位影响,水肿部位出现皮肤增厚、粗糙、苍白和温度降低。

5. 如何判断水肿?

　　判断水肿需要:①观察,皮下软组织肿胀,多呈凹陷性(用拇指按压可出现凹陷,短时间内不回弹,而正常皮肤具有一定弹性,可快速恢复至正常);皮肤紧绷、发亮,甚至出现渗液;眼睑水肿,眼裂变小。②询问患者的感觉,水肿部位会出现肿胀、麻木不适。③测体重，水肿患者一般体重较前有不同程度的上升。

6. 怀疑水肿之后需要做什么？

患者应尽快至医院就诊，完善必要的检查；关注躯体变化，如体重、粪便（如颜色、性状等）、尿液（如尿量、颜色、是否有泡沫等）及其他伴随症状（如发热、咽痛、喘息、咳嗽、咳痰、咯血、黄疸等）等。

三、腰　痛

1. 腰痛一定是肾脏病引起的吗？

腰痛是临床较常见的症状之一，许多疾病均可引起腰痛，局部病变引起者占多数，可能与腰背部长期负重且结构易受损相关。腰背部组织自外向内包括皮肤、肌肉、韧带、脊椎、肋骨、脊髓和腰部邻近内脏器官。腰部邻近内脏器官出现问题也可引起腰痛。

2. 腰痛的分类有哪些？

腰痛分为肾绞痛和普通腰痛。肾绞痛主要是由结石阻塞输尿管导致，疼痛较为剧烈。普通腰痛是除肾绞痛外的其他腰痛，由多种疾病引起。普通腰痛又分为肾脏病导致的腰痛和肾外疾病导致的腰痛。导致腰痛的肾脏病包括：①肾脏肿胀（牵张肾被膜引发疼痛），如肾炎、肾病综合征、肾静脉血栓和生长较快的肾肿瘤等；②肾周炎症，如肾梗死、感染和肾囊肿破裂等；③其他，如腰痛血尿综合征。导致腰痛的肾外疾病包括：①皮肤病变，如带状疱疹；②肌肉、腰椎病变，如腰肌劳损、腰椎间盘突出等；③腹膜后肿瘤；④胰腺病变；⑤主动脉夹层动脉瘤。

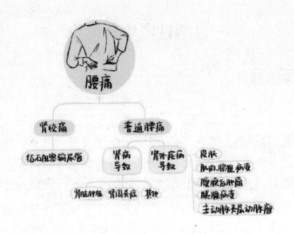

3. 肾脏病引起的腰痛有什么特点？

多为钝痛、胀痛，疼痛一般不剧烈；多为双侧腰痛（肾静脉血栓可为单侧）；活动、体位（如弯腰、转身）与腰痛没有关系；肾区一般没有压痛，多有叩痛。

第三章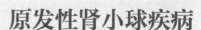
原发性肾小球疾病

一、急性肾小球肾炎

病例展示

　　患者，男性，16岁，因考试临近而疲劳过度，且受凉后出现发热、咳嗽、咳痰，父母自行给予其口服头孢菌素治疗后热退。2周后，患者突发浓茶色尿，尿中泡沫增多，伴双下肢水肿，遂至医院就诊。医师完善相关检查后考虑其为急性肾小球肾炎，而感冒就是这次发病的"元凶"。经过充分的休息和非手术治疗，患者的症状缓解。患者及其父母感到非常困惑，感冒属于呼吸系统疾病，为什么会影响肾脏？事实上，肾脏病与感冒的关系十分密切，一部分肾炎是由感冒引起或诱发的，而急性肾小球肾炎就是其中之一。

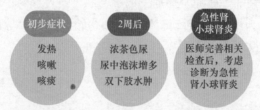

初步症状
发热
咳嗽
咳痰

2周后
浓茶色尿
尿中泡沫增多
双下肢水肿

急性肾小球肾炎
医师完善相关检查后，考虑诊断为急性肾小球肾炎

1. 什么是急性肾小球肾炎？

　　急性肾小球肾炎是由感染导致的一种肾小球疾病，好发于

儿童和青少年，男性多见，患者
通常在感染后2～3周发病。急性
肾小球肾炎最常见的病原体为β-
溶血性链球菌，其他细菌、病毒
和寄生虫等也可引起急性肾小球
肾炎。病原体上的抗原与人体内
产生的抗体相结合，形成免疫复

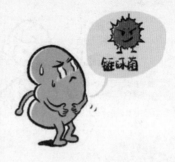

合物沉积于肾脏，启动炎症应答和补体活化，从而导致肾小球
损害。

2. 哪些症状提示患了急性肾小球肾炎？

儿童或年轻人出现尿色加深（如洗肉水样尿或浓茶色
尿）、尿中泡沫增多，以及高血压、眼睑水肿和下肢水肿，伴
或不伴尿量减少，特别是2～3周前发生过上呼吸道感染或有
其他感染病史，应高度怀疑急性肾小球肾炎。

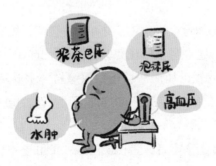

3. 急性肾小球肾炎的实验室检查会显示哪些异常？

尿常规可见血尿和蛋白尿。部分患者检查肾功能会发现血

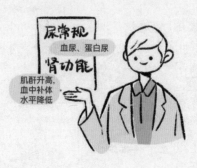

肌酐一过性升高。另外，血中补体如C_3会一过性下降，6～8周可恢复正常。抗链球菌溶血素"O"滴度升高，红细胞沉降率增加。B型超声见双肾增大。

4. 急性肾小球肾炎患者是否需要行肾穿刺活检?

由于大多数急性肾小球肾炎患者预后良好，且临床症状可在8周内自发缓解，故症状典型的患者可以不行肾穿刺活检。对于怀疑存在其他肾小球疾病，且无明确感染病史或临床症状不典型的患者，可考虑行肾穿刺活检明确诊断。如果急性肾小球肾炎患者行肾穿刺活检，病理常表现为毛细血管内增生性肾小球肾炎，电镜上皮下可见"驼峰样"电子致密物沉积。

5. 急性肾小球肾炎该如何治疗?

急性肾小球肾炎通常8周内可自发缓解，故治疗主要为对症支持治疗。急性肾小球肾炎患者在急性起病时应注意卧床休息，在症状减轻（如血尿、蛋白尿缓解，水肿消退，血压正常，肾功能改善等）后逐逐渐增加活动。饮食上，应注意摄入充足的热量和适量的优质蛋白质[0.8～1.0 g/（kg·d）]。对于部分肾功能不全患者，蛋白质的摄入量可进一步减少，以免加重肾脏负担。同时，应避免摄入过多高钾食物，以预防高钾血症。如果患者存在水肿，且血压较高，可以适当限制水分，行低盐（<3 g/d）饮食。对于饮食控制后仍存在水肿的患

者，可以加用呋塞米等利尿药；高血压患者在利尿药的基础上可加用钙通道阻滞剂（calcium channel blocker，CCB）降压，同时要注意维持水、电解质平衡和酸碱平衡。对于持续存在感染的患者，应予以抗感染治疗，通常不主张使用激素和免疫抑制剂。

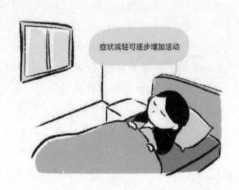

症状减轻可逐步增加活动

6. 急性肾小球肾炎该如何预防？

在日常生活中，应注意个人卫生，勤洗手、减少交叉感染，避免受凉、感冒；同时，要保证营养摄入，加强身体锻炼，增强免疫力。感冒时，务必遵医嘱用药，及时治疗。感染后2~3周可以行尿常规检查，以期及早发现急性肾小球肾炎。

避免感冒　　　保证营养摄入　　加强身体锻炼

二、IgA肾病

病例展示

　　患者，男性，35岁，健康体检时发现尿隐血"＋＋"、尿蛋白"＋＋"、24 h尿蛋白2.1 g、血肌酐145 μmol/L，入院治疗时医师建议行肾穿刺活检，结果提示免疫球蛋白A（immunoglobulin A，IgA）肾病（Lee分级为Ⅳ～Ⅴ级，牛津分型为$M_1E_0S_1T_2\text{-}C_0$）。患者平时没有明显的下肢水肿、腰痛等不适症状，且刚发现血尿和蛋白尿就进行了肾穿刺活检，为什么病理结果会这么重？在医师的提示下，患者仔细回忆了病史，其上一次感冒后曾出现尿色加深，且存在尿中泡沫增多数年，患者认为是工作劳累导致，未予重视。医师告诉患者，IgA肾病在早期通常没有什么症状，等身体出现明显不适时表示病情已加重，故IgA肾病又被称为"沉默的杀手"。

健康体检
尿隐血"++"
尿蛋白"++"
24 h尿蛋白2.1 g
血肌酐145 μmol/L

入院治疗
医师建议
行肾穿刺活检

病理
IgA肾病
(Lee分级为Ⅳ～Ⅴ级，
牛津分型为
$M_1E_0S_1T_2\text{-}C_0$)

1. 什么是IgA肾病？

　　IgA肾病是我国非常常见的一种原发性肾小球疾病，以系膜细胞和系膜基质增多、系膜区IgA沉积为特点。其发病机制目前尚不明确，临床上常由呼吸道或消化道等黏膜感染诱发或加重。分泌型IgA与人体黏膜的免疫密切相关，感染时人体产生大量针对病原体的IgA抗体，这些免疫复合物沉积于肾脏，激活人体的免疫反应，从而引发肾损害。

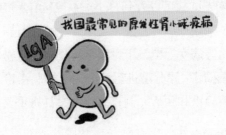

2. IgA肾病有哪些临床表现？

　　IgA肾病的临床表现多样，绝大部分患者都有血尿。一些患者起病隐匿，平时没有任何症状，通常在健康体检时发现尿隐血阳性；也有一些患者表现为肉眼血尿，呈浓茶色或洗肉水样，常在上呼吸道、消化道等感染后1～3天出现。除了血尿，IgA肾病患者还可出现蛋白尿，大多为轻、中度蛋白尿，故通常不表现为水肿，但也有少数患者出现肾病综合征（大量蛋白尿、血中白蛋白降低、水肿、高脂血症）。如果病情没有及时发现或控制，IgA肾病患者可逐渐进展至肾功能不全，甚至尿毒症。部分IgA肾病患者的血清IgA会升高。

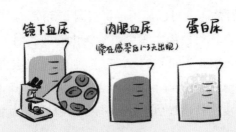

3. IgA肾病该如何确诊？

IgA肾病是一个病理诊断，故确诊需要依靠肾穿刺活检。肾组织免疫荧光试验可以看到肾小球系膜区IgA沉积。光镜表现多样，除了系膜细胞和系膜基质增多，可伴有新月体、坏死和节段性硬化等病变。电镜下系膜区可见电子致密物沉积。目前，IgA肾病采用牛津分型进行评分。肾穿刺活检对于明确诊断、判断病情轻重和预后、制订治疗方案具有重要作用。

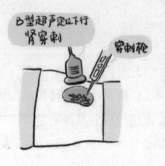
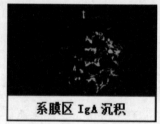

系膜区 IgA 沉积

4. IgA肾病该如何治疗？

一旦肾活检明确为IgA肾病，需要使用国际IgA预测工具对患者进行风险评估，并根据临床表现和病理特征进行个体化治疗。优化支持治疗包括限盐、戒烟和酒、控制体重、适当锻炼等。IgA肾病患者可以使用羟氯喹调节免疫。蛋白尿＞0.5 g的IgA肾病患者可使用血管紧张素转化酶抑制剂（angiotensin converting enzyme inhibitor，ACEI）/血管紧张素Ⅱ受体阻滞剂（angiotensin receptor blocker，ARB）降压、降蛋白尿。经上述最大限度支持治疗后仍处于进展性慢性肾脏病高危状态的

IgA肾病患者（即90天优化治疗后蛋白尿仍＞1 g），在评估风险和获益后，可根据疾病活动程度使用激素治疗，并严密监测药物的不良反应。反复扁桃体发炎、发作性肉眼血尿患者可考虑行扁桃体切除术。

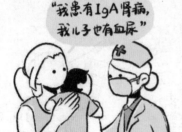

5. IgA肾病会遗传吗？

部分IgA肾病患者有家族史，基因背景对IgA肾病的发生和临床表现有重要影响，故IgA肾病患者的家属更应定期复查尿常规和肾功能。

总之，IgA肾病起病隐匿，平时应重视健康体检，以期及早发现肾病。如果出现尿中泡沫增多、尿色加深和乏力等症状，可能是肾脏出现了问题，应尽快至医院就诊，明确诊断和进行规范的治疗对于改善IgA肾病患者的预后非常重要。

三、肾病综合征

1. 什么是肾病综合征？有哪些临床表现？

肾病综合征是指一系列独特的肾病临床特征和实验室特征，表现为大量蛋白尿（尿蛋白排泄＞3.5 g/24 h）、低白蛋白血症（<3 g/dl）、高脂血症和外周水肿（特点为晨间醒后眼睑水肿与足部水肿）。当外周水肿进展为广泛性、大量水肿（全身性水肿）时，常伴有浆液性积液（如腹水、心包积液）。

2. 肾病综合征的常见病因有哪些？

约30%的肾病综合征成年患者存在全身性疾病，如糖尿病、淀粉样变性或系统性红斑狼疮；其余患者通常由原发性疾病引起，包括微小病变性肾小球病、局灶性节段性肾小球硬化症和膜性肾病等。病史和体格检查可能提示病因，但大多数成年患者都需要通过肾穿刺活检来确诊。

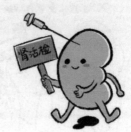

3. 肾病综合征有哪些并发症？

肾病综合征的并发症包括蛋白质营养不良、急性肾损伤、血栓栓塞和感染。蛋白质营养不良常继发于胃肠道水肿导致的厌食和呕吐。部分肾病综合征患者可发生急性肾损伤。肾病综合征患者易形成动脉血栓和静脉血栓（尤其是下肢深静脉和肾静脉血栓形成），其中膜性肾病患者肾静脉血栓形成率更高。肾静脉血栓可急性发作或慢性起病（更常见），其中急性发作的表现包括腰痛、肉眼血尿和肾功能下降，但大多数患者无症状。肾病综合征患者易发生感染，包括反复呼吸道感染、泌尿道感染、腹膜炎和脓毒症。

4. 肾病综合征有哪些治疗方法?

肾病综合征的治疗方法主要为针对基础疾病的特异性免疫抑制治疗。在缺乏针对基础疾病的特异性免疫治疗时，应尽可能采取措施降低肾小球内压以减少蛋白质排泄和减缓疾病进展，通常可通过应用ACEI/ARB来实现。大多数患者的外周水肿和腹水由肾脏钠潴留导致，故应限制膳食中钠的摄入（<2 g/d）和使用利尿药治疗，但应缓慢消除水肿以防止急性低血容量发生。针对高脂血症，改变饮食通常获益很少，大多数患者最初使用他汀类药物。针对血栓形成，通常给予抗凝药物，如肝素、利伐沙班和（或）抗血小板凝集药物（如阿司匹林）。

5. 哪些原发性肾病会表现为肾病综合征?

（1）系膜增生性肾小球肾炎

1）定义：系膜增生性肾小球肾炎（mesangial proliferative glomerulonephritis，MSPGN）是指以肾小球系膜细胞增生和细胞外基质增生为主要病理改变的一类肾小球疾病的总称，是肾小球疾病中常见的病理类型之一。

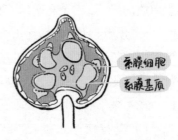

系膜细胞

系膜基质

2）病因：MSPGN的病因多样，分为特发性MSPGN和继发性MSPGN。所谓特发性MSPGN，即病因不明的MSPGN，临床表现为血尿和（或）蛋白尿，甚至肾病综合征。而继发性MSPGN则是指多种全身性疾病累及肾脏时出现的一种非特异性病理改变，如感染后肾炎消散期、系统性红斑狼疮、过敏性紫癜、风湿热和痛风等。

3）临床表现：某些MSPGN患者表现为肉眼血尿或镜下血尿，后者可能在常规检查时被发现，这些表现可出现在非链球菌性上呼吸道感染后。肉眼血尿常自发消退，但镜下血尿可能持续存在。

4）治疗：根据患者的临床表现、病变程度和免疫病理特点进行个体化治疗。①去除诱因，如感染、食物或药物等。②调节免疫反应、减轻肾损害，治疗药物包括激素、环磷酰胺、环孢素、霉酚酸酯和来氟米特。③降低肾小球内压，ACEI或ARB可降低肾小球内压，从而减少蛋白尿，具有保护肾功能的作用。④对症处理，包括利尿消肿、控制血压、纠正酸中毒、抗凝、降血脂等，肾小球硬化或肾功能异常者宜限制蛋白质的摄入，避免高蛋白、高磷饮食。

5）预后：大多数血尿患者预后良好，但10%～30%的患者可发生进行性肾功能不全且重复肾穿刺活检提示局灶性节段性肾小球硬化症。

（2）微小病变性肾小球

1）流行病学：微小病变性肾小球病（minimal change disease，MCD）是儿童肾病综合征的主要原因（约90%），也会在少数成年人中引发肾病综合征（约10%）。

2）病因：MCD的病因目前尚不明确，主要分为特发性MCD和继发性MCD。临床上的MCD大多数为特发性（原发

微小病变性肾病引发肾病综合征统计

儿童 👧👧👧👧👧👧👧👧

成年人 👦

性）MCD，不存在明显关联的基础疾病或事件。继发性MCD
与以下因素相关：①药物、金属，包括非甾体抗炎药（如对乙
酰氨基酚、布洛芬和阿司匹林等）、抗生素（如氨苄西林、利
福平和头孢菌素等）、D-青霉胺、帕米膦酸二钠、柳氮磺吡啶、
美沙拉秦、免疫接种、γ-干扰素和锂、汞（来自美白霜）暴
露。②肿瘤，尤其是血液系统恶
性肿瘤，如霍奇金淋巴瘤、非霍
奇金淋巴瘤和白血病，也有实体
肿瘤的罕见病例，包括胸腺瘤、
肾细胞癌、支气管肺癌、肠癌、
膀胱癌、肺癌、乳腺癌、胰腺癌
和前列腺癌。③感染，极少数
MCD与感染有关，包括梅毒、结
核分枝杆菌、支原体、丙型肝炎
病毒、莱姆病（疏螺旋体病）和

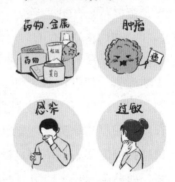

微小病变性肾病病因

人类免疫缺陷病毒（human immunodeficiency virus，HIV）等
感染。④变态反应，多达30%的MCD患者有过敏史，包括真
菌、花粉、尘埃、水母蜇伤、蜂蜇伤和猫毛等。

　　3）临床表现：大多数MCD患者在数天至2周突然出现肾
病综合征的症状和体征，通常是在上呼吸道感染或全身感染后
发生。MCD患者的肾病综合征通常"来去如风"，即发病突然、

缓解突然。此外，成年MCD患者常见镜下血尿，成年和儿童MCD患者就诊时的血清肌酐水平有可能轻度升高。急性肾损伤不常见，主要发生于成年MCD患者。

4）诊断：对于成年MCD患者，肾病综合征突然发病具有一定特异性，但敏感性不高，故不应以此作为确诊标准而不行肾穿刺活检。与需要行肾穿刺活检的成年患者不同，年幼患儿满足一定标准可不行肾穿刺活检，并可开始行适当的治疗。

行肾穿刺活检时，MCD患者的肾小球在光镜下外观正常，免疫荧光试验和光镜通常无免疫复合物沉积的证据，特征性组织学表现为电镜下上皮细胞足突弥漫性融合消失。上皮细胞足突消失的程度与蛋白尿的程度无关，并可随蛋白尿的缓解而恢复正常形态。

5）治疗：MCD的治疗目标是显著减少蛋白尿，从而诱导肾病综合征缓解。建议成年原发性MCD患者初始治疗单用糖皮质激素。但糖皮质激素不宜长期应用，否则会出现很多问题，如MCD复发、糖皮质激素抵抗和药物不良反应。为减少长期应用糖皮质激素的毒性，临床制定了糖皮质激素减量的免疫抑制方案，即小剂量糖皮质激素联合其他免疫抑制剂方案，如钙调磷酸酶抑制剂（环孢素或他克莫司）、吗替麦考酚酯等。虽然部分MCD患者无须治疗即可自发缓解，但不能为了识别此类患者而不给予免疫抑制治疗，因为持续性肾病综合征患者并发症风险增加。针对所有MCD患者的常规支持治疗措施包括膳食限钠和限蛋白质、控制血压，部分患者还需要行抗凝治疗。一般无须使用ACEI/ARB来治疗蛋白尿，也无须使用他汀类药物治疗血脂异常，除非有糖皮质激素抵抗且肾病综合征持续数月。其他治疗还包括应用利尿药控制水肿,以及维持充足的营养。

6)预后:MCD的治疗结局较好,绝大部分患者最终都能获得完全缓解,大多数患儿在激素治疗4周内就有反应,成年患者获得完全缓解需要的时间更长,50%的患者在4周内缓解,10%~25%的患者需要治疗3~4个月或以上。若不进行治疗,成年患者的早期(如数月内)自发缓解率为5%~10%,相当一部分未治疗患者在很久之后最终缓解。成年患者的MCD复发率为50%~75%,大部分复发出现在糖皮质激素治疗逐渐减量或停用后的1年内,仅个别患者在长达25年的缓解后出现糖皮质激素敏感型复发。MCD复发可能由过敏或感染诱导,特别是病毒感染。MCD复发患者需要重新治疗,尽早发现可以改善结局。

(3)膜性肾病

1)流行病学:膜性肾病(membranous nephropathy,MN)多见于中老年人,男性多于女性,起病隐袭,自然病程差异较大。MN是非糖尿病成年患者常见的肾病综合征病因。

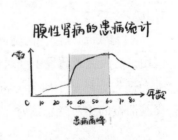

2)病因:75%~80%的成年人MN为原发性MN,由抗足细胞抗原的循环自身抗体导致。20%~25%的成年人MN与多种疾病有关,包括感染(如乙型肝炎病毒、丙型肝炎病毒和梅毒等感染)、自身免疫性疾病〔如系统性红斑狼疮、甲状腺炎和恶性肿瘤(多见于65岁以上的老年人,其中实体瘤最常见,

主要为前列腺癌、肺癌、乳腺癌、膀胱癌、胃肠道癌，血液系统恶性肿瘤如慢性淋巴细胞白血病）〕、某些药物和毒物〔如非甾体抗炎药、青霉胺、胃肠外金盐，可能还包括抗肿瘤坏死因子药物（如英夫利西单抗）〕。MN还可在肾移植后复发。据统计，我国MN的发病率正在升高，可能与环境污染有关。

3）病理特点：基底膜增厚，很少或没有细胞增生或浸润，以及穿过肾小球基底膜出现电子致密沉积物。

4）临床表现：肾病综合征的进展速度较慢，故患者或医师不太可能注意到确切的发病时间。镜下血尿的发生率高达50%，但红细胞管型罕见。就诊时，约70%的患者血压和肾小球滤过率（glomerular filtration rate，GFR）正常。急性肾损伤不常见，如果发生，其原因可能是积极利尿导致的低血容量、利尿药或其他药物导致的急性间质性肾炎、合并的新月体性肾小球肾炎，罕见情况下可能由急性肾静脉血栓导致肾梗死。

5）诊断：以前，医师需要通过肾穿刺活检才能确诊MN，但由于有研究者研发了针对MN的特异性血清抗体，故很多医师会优先选择基于血清分析的诊断方法，特别是患者存在肾穿刺活检的相对禁忌证时。70%～80%的原发性MN患者存在血清抗磷脂酶A2受体（phospholipase A2 receptor，PLA2R）抗体，约3%的原发性MN患者存在抗1型血小板反应蛋白7A域（thrombospondin type-1 domain 7A，THSD7A）抗体。因此，抗PLA2R抗体血清学阳性、肾功能正常且没有MN继发性病因证据的患者可能不用行肾穿刺活检。但当抗PLA2R抗体或抗THSD7A抗体的血清学检测呈阴性时，并不能排除原发性

MN，因为高达20%的患者在因肾病综合征就诊时血清学检测结果呈阴性。此外，血清抗PLA2R抗体阳性也可以与其他继发性MN的标志物（如乙型肝炎抗原、抗核抗体）同时存在，这种情况下仍需要行肾穿刺活检。此外，如果患者尿沉渣检查有红细胞或白细胞管型，或肾功能迅速恶化，即使抗PLA2R抗体血清学检测呈阳性，仍应行肾穿刺活检，以排除合并的新月体性肾小球肾炎和评估慢性肾损害的程度。此外，如果无恶性肿瘤病史的患者被诊断为MN，应接受年龄和风险相适应的恶性肿瘤筛查。

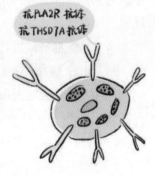

抗PLA2R抗体
抗THSD7A抗体

6）治疗：针对所有MN患者的一般支持治疗包括限制饮食中钠和蛋白质的摄入、控制血压、减少蛋白尿、治疗血脂异常和给予特定患者抗凝治疗。其他治疗措施包括通过利尿药控制水肿和保持充足的营养。免疫抑制剂应仅用于疾病进展风险最高或已存在/可能发生肾病综合征并发症的原发性MN患者，药物治疗包括环磷酰胺联合糖皮质激素、利妥昔单抗或联合钙调磷酸酶抑制剂、吗替麦考酚酯。与终末期肾病风险增加有关的临床特征包括发病时年龄较大（特别是>60岁）、男性、肾脏病范围蛋白尿（特别是蛋白质排泄>8~10 g/d）、就诊时血清肌酐升高和抗PLA2R抗体水平高。

7）预后：5年时，蛋白尿的自发完全缓解率为5%~30%，自发部分缓解率为25%~40%。未经治疗且伴有肾病综合征的患者在5年、10年和15年时的终末期肾病发生率分别约为

14%、35%和41%。而未经治疗但在病程中始终保持非肾脏病范围蛋白尿的患者，10年终末期肾病的发生率可能低至2%。出现自发缓解或药物诱导后缓解的原发性MN患者通常具有良好的远期预后。在接受细胞毒药物联合糖皮质激素治疗的患者中，有30%～40%获得蛋白尿完全缓解，30%～50%获得部分缓解，进行性肾功能损害的发生率只有约10%。

（4）局灶性节段性肾小球硬化症

1）流行病学：局灶性节段性肾小球硬化症（focal segmental glomerulosclerosis，FSGS）是一种较少见的肾病综合征病因。我国≥65岁患者的肾穿刺活检回顾性分析显示，FSGS只占肾病综合征病因的5%以下。

2）病因：FSGS可分为原发性FSGS、继发性FSGS、遗传性FSGS和未知性FSGS四大类。在原发性FSGS中，可能是一种对足细胞有毒的循环因子引起了广泛性足细胞功能障碍。继发性FSGS中的肾小球硬化通常是由患者的适应性反应引起的，病因包括单侧肾缺如、反流性肾病、既往肾小球损伤愈合、重度肥胖、药物和毒品（如海洛因、干扰素和帕米膦酸盐等）与病毒感染（尤其是HIV感染）等。遗传性FSGS可由一系列基因突变引起。

3）病理特点：FSGS不是一种独立的疾病，而是肾损害的特异性组织学表现，特征是在使用光镜、免疫荧光或电镜进行检查时，整个肾穿刺活检标本中至少有1个肾小球（局灶性）存在部分（节段性）硬化。FSGS由足细胞广泛损伤导致，故又被称为"足细胞病变"。

4）临床表现：原发性FSGS最常见的临床表现为急性肾

病综合征发作，70%～100%的原发性FSGS患者存在肾病综合征，血尿约见于50%的患者，约有20%的患者存在高血压，25%～50%的患者可能存在血清肌酐升高。继发性FSGS最常见的临床表现为非肾脏病范围蛋白尿，且通常存在一定程度的肾功能不全，特征为蛋白尿和肾功能不全随着时间缓慢进展，即使蛋白质排泄超过3～4 g/d，低白蛋白血症和水肿也不常见。但药物相关FSGS（如帕米膦酸盐相关FSGS）或病毒相关FSGS（如塌陷型HIV相关FSGS）例外，患者可以表现为肾病综合征。遗传性FSGS可能在儿童早期表现为肾病综合征，或在青春期/成年期表现为相对不严重的蛋白尿。未知性FSGS的临床表现类似于继发性FSGS。

　　5）诊断：FSGS的诊断主要依赖肾穿刺活检，但若取材不理想，常可造成漏诊。临床上，大量具有继发性FSGS临床和组织病理学特征的患者无法通过现有的诊断工具明确病因，其中许多患者可能存在未诊断出的遗传性FSGS，应考虑进行遗传分析。建议以下患者进行基因检测：①难治性FSGS儿童患者；②证实有FSGS病变且有慢性肾脏病（特别是肾病综合征）家族史的成年患者和儿童患者。

　　6）治疗：原发性FSGS的自发缓解率低，以免疫抑制治疗为主，免疫抑制剂有钙调磷酸酶抑制剂（如吗替麦考酚酯、利妥昔单抗等）、环磷酰胺和糖皮质激素等。非免疫抑制治疗有ACEI/ARB降低肾小球内压和他汀类药物降脂等。对于临床表现为肾病综合征的原发性FSGS，糖皮质激素是初始治疗的一线药物。继发性FSGS患者应积极寻找病因，以治疗原发病为主，治疗包括维持低蛋白/低盐饮食的非手术治疗，以及通过抑制肾素-血管紧张素系统来控制血压，而非免疫抑制治疗。

7）预后：自发缓解更可能发生在肾功能正常和非肾脏病范围的蛋白尿患者中，其10年肾脏生存率＞85%。表现为肾病综合征的原发性FSGS患者自发缓解很少见（＜5%），1年肾脏生存率为30%～55%，5年肾脏生存率为60%～90%，10年肾脏生存率为30%～55%。非肾脏病范围蛋白尿患者一般预后较好，通过非手术治疗5～10年肾脏生存率超过90%。大量蛋白尿（蛋白质排泄＞10 g/d）患者如果对治疗无反应，预后会更差，多数患者可在5年内进展为终末期肾病。

（5）膜增生性肾小球肾炎

1）病因：膜增生性肾小球肾炎（membrano-proliferative glomerulonephritis，MPGN）的基础病因包括乙型肝炎病毒/丙型肝炎病毒感染、细菌感染（如心内膜炎、分流性肾炎和脓肿等）、真菌感染、寄生虫感染（主要见于发展中国家，如血吸虫病、棘球蚴病等）、自身免疫性疾病（包括系统性红斑狼疮，少数情况下也可见于干燥综合征或类风湿关节炎）和单克隆丙球蛋白病（包括多发性骨髓瘤、低级别B细胞淋巴瘤和慢性淋巴细胞白血病），罕见病因包括非霍奇金淋巴瘤、肾细胞癌、治疗门静脉高压的脾肾分流术、黑色素瘤及α_1-抗胰蛋白酶缺陷。

2）病理特点：MPGN又名系膜毛细血管性肾小球肾炎，在光镜下可见肾小球损伤，其特征包括系膜细胞增生、毛细血管内增生、肾小球基底膜增厚和沿肾小球毛细血管壁出现"双轨征"。

3）临床表现：MPGN是一种组织学病变，而非某种特定疾病。临床医师通过肾穿刺活检发现MPGN病变后并不能做出具体诊断，而应进行全面评估，明确引起MPGN的基础病因。MPGN的临床表现与其他肾小球肾炎类似。在疾病活动期，患者的尿沉渣检查示血尿，通常为异型红细胞，偶尔可见红细胞管型。患者可有不同程度的蛋白尿，血清肌酐水平可能正常或升高。低补体血症是所有MPGN患者的常见临床表现。偶有病程缓慢的MPGN患者就诊时已处于疾病晚期，上述活动性炎症已消退，此类患者的尿沉渣检查可能无明显异常，但伴有不同程度的蛋白尿，同时有血清肌酐升高。

4）治疗：MPGN的治疗包括治疗基础病因（如感染、自身免疫性疾病和单克隆丙球蛋白病等）和评估、预测肾脏预后的因素。对于有非肾脏病范围蛋白尿且估算GFR正常的患者，可仅给予ACEI/ARB，以控制血压和减少蛋白尿。治疗MPGN，主要是应用免疫抑制剂，包括糖皮质激素、环磷酰胺、钙调磷酸酶抑制剂（如他克莫司、环孢素）、吗替麦考酚酯和利妥昔单抗。免疫抑制治疗的适应证包括肾脏病范围蛋白尿、估算GFR减少和（或）肾穿刺活检有严重的组织学改变（如新月体），以及在仅用ACEI/ARB后疾病进展。肾脏预后不良的主要危险因素包括肾病综合征、血清肌酐水平升高和高血压（或血压远超过患者既往基线血压）。

第四章

继发性肾脏病

一、糖尿病肾病

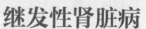
病例展示

　　患者，男性，65岁，血糖偏高已10余年，但仍经常吃肉和甜品、饮酒，平时不控制血糖。近半个月，患者感觉乏力、精神不振、嗜睡；近1周，患者出现恶心、呕吐、食欲缺乏，甚至足部水肿；就诊前患者在睡觉时被气憋醒，醒来缓解后仍觉心慌，遂至医院就诊。患者行相关检查后被诊断为糖尿病肾病引起的尿毒症，需要尽早行透析治疗。

　　临床上，糖尿病肾病并不少见，糖尿病肾病引起的尿毒症也非常多。如果本例患者的病情能早发现、早治疗，预后会更好。

　　估算我国糖尿病患者数近1.14亿，且仍呈快速增长趋势。个体的生活习惯、饮食和遗传因素等都是引起糖尿病的重要原因。虽然现代医学诊断糖尿病容易，但糖尿病的控制率和治愈率仍偏低，这是因为糖尿病的早期症状不明显，使许多糖尿病患者不知患病。

　　每年的11月14日被定为联合国糖尿病日，目的就是要引起人们对糖尿病的重视。糖尿病通常与肥胖并存。中国人曾错误地认为"胖是一种福气"，殊不知肥胖其实是一种疾病状态，不仅会引发糖尿病状态、心脑血管疾病等，还严重影响人们的生活质量，甚至被世界卫生组织视作"全球引起死亡的第六大风险"。

1. 如何早期发现糖尿病?

（1）警惕"三多一少"症状：大众对糖尿病的典型症状"三多一少"并不陌生，即多饮、多食、多尿和体重下降。当个体出现了明显的"三多一少"症状时，首先要考虑是否为糖尿病。

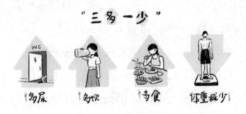

（2）牢记糖尿病的诊断依据：以下3个标准，满足任何1个，即可诊断为糖尿病。①糖尿病的典型症状，加上随机血糖≥11.1 mmol/L；②糖尿病的典型症状，加上空腹血糖≥7 mmol/L；③糖尿病的典型症状，加上口服葡萄糖耐量试验2 h血糖≥11.1 mmol/L。如果个体没有糖尿病的典型症状，血糖达到以上糖尿病诊断标准时，需要另一天再复查1次血糖，符合标准诊断才能成立；如果复查结果未达糖尿病诊断标准，应定期复查。

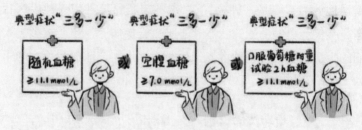

（3）不能根据自觉症状诊断糖尿病：一些人对糖尿病一知半解，知道糖尿病存在典型的"三多一少"症状，故身体没有出现"三多一少"症状就觉得没有患糖尿病，也不会到医院检查血糖，等到身体出现问题，才会到医院做检查，结果发现是糖尿病导致的并发症，且已错过了糖尿病治疗的最佳时机。实际上，并不是所有的糖尿病患者都会出现"三多一少"症状，尤其是一些肥胖患者，此类患者存在胰岛素抵抗（可以理解为胰岛素降糖效率下降），体内的胰岛素分泌不但没有减少，反而会比正常人还要高，且血糖仍高于正常值。因此，人们也要了解糖尿病的非典型症状，如：①皮肤瘙痒、干燥、疖肿溃疡经久不愈（多见于足部）；②饥饿感，浑身无力，精神不振，容易疲倦；③视物不清，视力下降；④四肢麻木刺痛；⑤伤口不愈合，甚至情况加重；⑥出现不明原因的性功能减退、蛋白尿等。如果出现以上症状，应尽早到医院接受检查，尽早发现糖尿病及其并发症。

（4）不能以尿糖作为糖尿病的诊断标准：尿糖阳性是诊断糖尿病的重要线索，当血糖超过肾糖阈时，个体就会出现尿糖。但尿糖不能准确反映血糖值，因为其受尿量、肾功能和肾糖阈等因素影响。实际上，尿糖阴性不能排除糖尿病，尿糖阳性也不能确诊糖尿病。尿糖检测的意义在于受条件所限不能进行血糖的自我监测且肾功能相对稳定时，可以进行尿糖的自我监测作为暂时的替代方法。

（5）不能单凭空腹血糖判断是否患了糖尿病：空腹血糖和糖负荷后血糖是诊断糖尿病的2个重要指标，很多人平时只检测空腹血糖，只要空腹血糖正常，就认为自己没有患糖尿病。但实际上，由于我国居民的饮食特点容易造成餐后血糖升高，故大多数患者往往空腹血糖正常或偏高，而餐后血糖升高。若个体检查发现空腹血糖≥5.6 mmol/L（空腹血糖受损），应行口服葡萄糖耐量试验。

（6）了解糖尿病的筛查方法：空腹血糖检测是简单易行的糖尿病筛查方法，也是糖尿病的常规筛查方法，但有漏诊的可能性。因此，在条件允许时，个体应做口服葡萄糖耐量试验（空腹血糖和糖负荷后2 h血糖）。目前，糖化血红蛋白还不能作为糖尿病的常规筛查方法。

（7）了解糖尿病开始筛查的年龄：对于成年糖尿病高危人群，无论年龄大小，都宜尽早行糖尿病筛查；对于除年龄外无其他糖尿病危险因素的人群，宜在年龄超过40岁时开始筛查。对于糖尿病高危儿童和青少年，宜从10岁时开始筛查。妊娠糖尿病患者在产后6～8周要做血糖检测，如果血糖达到糖尿病的诊断标准，就可以确诊为糖尿病。

目前，每年7月8日所在的1周被定为"餐后血糖7.8健康宣传周"。因为7.8 mmol/L是餐后2 h血糖正常值的上限，选在此周进行餐后血糖的宣教活动是为了提升大众（尤其是糖尿病患者和糖尿病前期人群）对餐后血糖的认识和重视，加深理解餐后血糖7.8 mmol/L这一数值对于糖尿病诊断、预防和治疗的重要意义。

2. 患了糖尿病该注意什么？

新、旧"五驾马车"是指血糖管理的十大措施，是糖尿病患者控制血糖、减少并发症的有力武器。其中，旧"五驾马车"可以有效帮助糖尿病患者控制血糖，新"五驾马车"的补充则可有效防止或减少糖尿病并发症的发生。

（1）旧"五驾马车"

1）健康教育：糖尿病是终身性疾病，患者及其家属应接受必要的糖尿病知识教育。糖尿病患者要做到客观地对待所患疾病，积极有效地遵照医嘱配合治疗。

2）限制饮食：饮食管理是糖尿病患者有效控制血糖的基础，重点是限制饮食中总热量的摄入，以维持理想体重或标准体重为原则。主要措施包括控制总热量、合理营养成分、少量多餐、高纤维饮食、口味清淡、水果适宜和适量、不饮酒和不吸烟等。

3）体育运动：体育运动是治疗糖尿病的重要途径之一，适度的运动可以增强身体对胰岛素的敏感性，也能降低血糖、血脂和血液黏稠度，有利于控制糖尿病的慢性并发症。此外，运动还能使患者增添生活乐趣，保持身心健康，也有助于控制血糖。运动的形式可多样，如散步、快步走、做健美操、跳舞、打太极拳、跑步和游泳等。运动安排在餐后1～2 h，以30 min为宜。

4）降糖药物：糖尿病的治疗目的是让患者稳定血糖，减少并发症的发生，健康、正常地生活，且享受与非糖尿病患者基本相同的生活质量和生活内容。遵医嘱正确口服降糖药物或注射胰岛素是糖尿病治疗的根本措施，可使血糖保持在相对稳定水平，避免大的波动，糖尿病患者不可自行减量或停药，且在用药期间禁止饮酒。

5）病情监测：定时监测血糖变化，包括空腹血糖和餐后血糖。血糖监测为降糖药物的使用提供依据，糖尿病患者需要学会自我监测血糖变化，将每次测得的动态数值做好记录，以备医师参考，以及自己掌握病情变化。糖尿病患者也要定时监测尿常规，了解尿糖、尿酮体和尿蛋白情况，以利于临床分型和排除酮症存在的可能。糖尿病患者还要定期监测血压、血生化（如肝肾功能、血液黏度和眼底等情况），以尽早发现异常、尽早处理，避免药物对人体的损害。

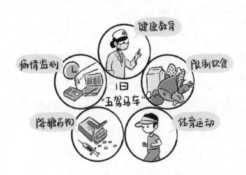

（2）新"五驾马车"

1）控制血压：高血压是糖尿病的常见并发症之一，长期血压升高可使心血管疾病、卒中、肾脏病和眼底病变更易发生和进展。糖尿病合并高血压的降压目标是将血压控制在130/80 mmHg以下。老年或伴有严重冠心病的患者若想运动，降压目标值可放宽。血压＞140/90 mmHg者需要考虑药物治疗。

2）调整血脂：2型糖尿病患者大多伴有血脂紊乱，这是心血管疾病的高危因素，特别是低密度脂蛋白胆固醇（low density lipoprotein-cholesterin，LDL-C）升高显著增加动脉粥样硬化的危险性。糖尿病患者应保持健康的生活方式，减少饱和脂肪酸、反式脂肪酸的摄入，增加膳食纤维的摄入，少吃蛋黄、肥肉和动物内脏等。若糖尿病患者LDL-C过高，则需要遵医嘱使用他汀类药物治疗。

3）抗凝治疗：糖尿病患者若有心血管危险因素，可以适当应用小剂量阿司匹林或其他抗凝药物缓解动脉血栓，预防心脑血管疾病发生。

4）体重管理：体重指数（body mass index，BMI）＝体重（kg）/身高^2（m^2）。个体的BMI控制在22.0～24.9 kg/m^{2}较为理想；如果BMI超过25 kg/m^2，就要通过饮食（如晚餐不吃主食，而是以素菜、牛奶和少量水果代替主食）、运动（如每天餐后1～2 h做运动30 min）、药物等方法控制体重；如果BMI超过32.5 kg/m^2，推荐行减重手术。

5）血糖管理：良好的血糖管理不仅有利于糖尿病患者病情的稳定，还可控制糖尿病微血管并发症的发生、发展。近年来，随着对糖尿病进行深入的研究，糖尿病防治专家认识到，减少糖尿病并发症（如糖尿病肾病、糖尿病视网膜病变、糖尿病神经病变和糖尿病足截肢等）仅控制血糖是不够的，需要进行综合治疗，控制血糖只是初级目标，最终目的是减少并发症。

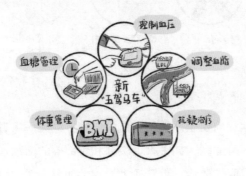

3. 糖尿病患者什么时候不宜运动？

不建议糖尿病患者在空腹或药物作用高的时间段运动。也不建议糖尿病患者在清晨运动，因为清晨气温不高，糖尿病患者在寒凉的状态下血管易被刺激，导致心脑血管疾病发作。在进食前进行运动也很容易使血糖发生波动，因为吃饭时间推迟会导致血糖过低，患者也会因没有服用药物而发生血糖水平过高，故糖尿病患者最好在餐后运动。通常情况下，糖尿病患者在餐后1～2 h后血糖会大幅度增加，然后再逐渐下降，至下次吃饭时再次增加，故选择在餐后1～2 h后锻炼身体（以30 min为宜）可以有效消耗能量，保持血糖的正常水平。需要注射胰岛素的糖尿病患者不能在注射后就运动，这样会增加人体对药物的吸收速度，从而导致血糖过低。

糖尿病患者什么时候不宜运动

❌ 不可以空腹时运动　　❌ 不可以在药物作用高的时间段运动　　！不建议清晨运动

4. 糖尿病患者运动的注意事项有哪些？

（1）运动前要做好热身和监测血糖：糖尿病患者在运动前要先做好热身运动，如手脚、腰部和颈部等的活动。如果患者选择跑步，应先散步，再转换为慢跑。如果患者选择做水中运动，也要先做热身活动。血糖低的患者在运动前不能注射胰岛素，同时也可以在运动前吃一些食物补充能量，如糖果等，避免在运动中因低血糖而晕倒。

（2）把握运动时间和运动强度：糖尿病患者的运动时间不宜过长，运动也不宜太剧烈，以免对神经造成刺激，导致血糖升高。此外，运动、饮食和药物三者之间需要协调进行，以更好地控制血糖。

（3）结束运动时不要立即停止：处于运动中的个体肌肉是含有大量血液的，如果突然停止运动，那么血液就不会快速回到心脏而造成大脑突然缺血，导致头晕、恶心等不良症状。因此，糖尿病患者在运动结束时应至少继续进行5 min的慢跑或散步。

糖尿病患者在运动结束后应把汗擦干，待心率恢复正常后再洗澡。

5. 如何诊断糖尿病肾病？

糖尿病对人体的危害是潜移默化的。一般情况下，患者没有明显不适。

2型糖尿病病程达5～10年的患者若出现尿中泡沫增多、夜尿次数增多、水肿和视物模糊等情况，应及时至医院就诊。2型糖尿病病程＞10年的患者若出现微量白蛋白尿且逐渐增多、肾小球滤过率逐渐下降、伴有糖尿病视网膜病变，可早期诊断为糖尿病肾病，必须寻求肾内科医师进一步诊治，而不仅仅是单纯控制血糖。需要注意的是，2型糖尿病合并肾损害不等于糖尿病肾病，当诊断不明确，特别是怀疑合并其他肾损害时，患者应尽早到肾内科就诊，必要时行肾穿刺活检等检查以明确诊断。

6. 糖尿病肾病的早期症状有哪些？

（1）易疲劳、乏力：可能是糖尿病肾病最早的症状，但易被忽略，因为能引起疲劳、乏力的原因有很多。

（2）面色发白或发黄：主要由贫血导致，慢性肾功能受损常伴随贫血。

（3）泡沫尿：部分患者尿中出现泡沫与蛋白尿相关，早期主要是运动后蛋白尿，可为预测糖尿病肾病提供线索。

（4）少尿：很多患者尿量正常，但随尿排出的废物减少，故不能完全靠尿量判断肾功能。

（5）水肿：易被发现，主要由肾脏不能及时清除体内多余的水分导致，早期仅有足踝水肿和眼睑水肿，休息后消失，进一步会发展为持续性水肿或全身性水肿。

（6）高血压：肾脏受损后不能正常排水、排钠，导致高血压发生或原有的高血压更加难以控制。

7. 预防糖尿病肾病的方法有哪些？

常见的预防糖尿病肾病的方法有：①限制蛋白质和钾的摄入，蛋白质最好控制在每千克体重 0.6～0.8 g/d，且以易消化的瘦肉和鱼类等动物蛋白为佳。②多饮水，每天保持饮水量在 1500～2000 ml；如果伴有水肿，则需要调整饮水量。③控制盐的摄入，应在 6 g/d 以内。④摄入微量元素和维生素，特别是维生素C、锌、钙、维生素B和铁等，对肾脏有保护作用。⑤严格控制血压。⑥注意使用的药物是否有肾毒性。⑦严格控制血糖。

8. 糖尿病肾病的治疗方法有哪些？

糖尿病肾病的治疗以控制血糖和血压、减少尿蛋白为主，还包括生活方式干预、纠正脂质代谢紊乱、治疗肾功能不全的并发症和透析等。

糖尿病肾病是糖尿病的慢性并发症。糖尿病肾病的早期症状一般是尿液中出现微量白蛋白，逐渐加重后表现为蛋白尿、水肿、高血压或氮质血症。当糖尿病肾病患者出现明显的症状时，已进入较晚的阶段，随着病程的发展，临床表现也有所不同。

二、肝炎相关性肾脏病

病例展示

患者，男性，29岁，3年前健康体检时尿蛋白（＋/－），当时未至医院进一步检查。近2周，患者出现双下肢水肿，伴眼睑水肿，遂至医院就诊，尿常规示尿蛋白（＋＋）、血浆蛋白总量55 g/L、白蛋白30 g/L、谷丙转氨酶84 U/L、肌酐65 μmol/L，医师建议其立即住院治疗。患者住院期间进一步完善检查，发现24 h尿蛋白定量1.2 g、乙型肝炎病毒表面抗原（HBsAg）（＋）、乙型肝炎 e（HBe）抗体（＋）、乙型肝炎核心（HBc）抗体（＋）、乙型肝炎病毒（HBV-DNA）1.2×10^3 cps/ml；经过详细的排查，医师建议其做肾穿刺活检，结果显示，肾组织中的乙型肝炎抗原呈阳性，结合其他检查结果，最终诊断为乙型肝炎相关性肾小球肾炎。患者目前蛋白尿不多，多个乙型肝炎病毒指标呈阳性，如果贸然使用激素或免疫抑制剂可能会导致急性重型肝炎，故先给予抗病毒治疗，之后定期至医院检查尿蛋白和肝肾功能，决定是否加用激素或免疫抑制剂。

1. 什么是肝炎？肝炎有哪些类型？肝炎和肾脏病有什么关系？肝炎也会引起肾脏病吗？引起肾脏病的肝炎最常见的类型是哪一种？

肝炎是肝损害的一种表现。引起肝炎的原因有很多，最常见的为病毒性肝炎（包括病毒性甲型、乙型、丙型、丁型和戊型肝炎），其他原因包括酒精性肝炎、自身免疫性肝炎等。根据临床表现，肝炎可分为无症状携带、急性肝炎、慢性肝炎和肝硬化。

　　肝炎会引起肾脏病，这是因为肝脏在对微生物或毒物等进行清除和修复时会激发一定的自身免疫系统反应，从而对肾脏造成伤害，导致疾病。病毒性乙型肝炎是引起肾脏病非常常见的原因之一。我国是"乙型肝炎大国"，约9300万人为慢性乙型肝炎病毒感染者，其中约4%会引起肾损害，导致乙型肝炎相关性肾小球肾炎。因此，肝炎引起的肾脏病不容小觑。

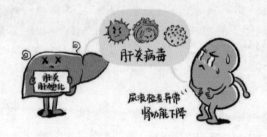

　　2. 乙型肝炎相关性肾小球肾炎的临床表现有哪些？如何确诊？

　　首先，患者要有明确的病毒性乙型肝炎感染史，这里主要指HBsAg阳性。其次，患者要有明确的肾损害依据，包括蛋白尿、血尿、肾功能不全，少数蛋白尿可达肾病综合征程度（24 h尿蛋白定量＞3.5 g）。乙型肝炎相关性肾小球肾炎的确诊依赖肾穿刺活检，必须在肾组织内获得经过病毒性乙型肝炎抗原特殊染色的阳性结果才能确诊为乙型肝炎相关性肾小球肾炎。目前，没有通过检测尿液或血液就可以确诊乙型肝炎相关性肾小球肾炎的检测手段，肾穿刺活检仍是乙型肝炎相关性肾小球肾炎确诊的"金标准"。

3. 乙型肝炎相关性肾小球肾炎该如何治疗？

乙型肝炎相关性肾小球肾炎的治疗有一定难度，目前没有特别有效的药物。乙型肝炎相关性肾小球肾炎作为继发性肾病的一种，首先应积极治疗原发病，即抗病毒治疗。详细的抗病毒治疗方案应咨询并遵循感染病科医师的建议。但对于蛋白尿已达肾脏病程度的患者，单纯的抗病毒治疗不一定能取得理想的疗效。如果没有合并病毒性乙型肝炎，达到肾脏病程度的患者可以使用激素和免疫抑制剂来控制蛋白尿。若达到肾脏病程度的患者合并病毒性乙型肝炎，情况就完全不一样了，这是因为激素和免疫抑制剂的使用会使人体的免疫力下降，进而导致急性重型肝炎，这是一种很危险的情况。因此，肾内科医师在给予此类患者治疗时，常面临"两难的选择"，只有当患者一般情况良好，且在密切监测肝肾功能、蛋白尿的情况下，才会谨慎使用小剂量激素来短期控制肾脏病进展。当患者出现急性黄疸、严重的消化道症状、出血倾向等急性重型肝炎的表现时，应立即停止激素治疗。但对于已发生肾功能恶化的慢性肾脏病患者，治疗的重点则变为保护残留肾功能的对症治疗。

4. 是不是到了肝硬化阶段就不会患肾炎了？

慢性病毒性乙型肝炎是引起我国患者肝硬化的主要原因之一。部分患者在慢性肝炎期间并未发生肾损害，但到了肝硬化期间没有出现蛋白尿，却直接出现了肾功能不全，这也是因为发生了乙型肝炎相关性肾小球肾炎吗？其实不然。到了肝硬化阶段，由于肝功能进一步下降和腹水的产生，导致人体有效循环容量不足和肾内血流重新分布而出现了一种"类尿毒症"表现，被称为肝肾综合征。肝肾综合征中针对肾脏方面的治疗也没有特效药物，由于是肝功能异常引起的肾损害，治疗也主要针对肝硬化进行，故选用肝毒性小的保肾方案。当患者达到肾衰竭程度且符合透析指征时，则进行透析治疗。当然，对于合并肝硬化的肾功能不全患者，透析治疗的风险也是相当大的，凝血功能异常、出血风险增加、血小板减少、肝性脑病和代谢性脑病都具有巨大的透析风险。

5. 其他肝炎引起的肾脏病与病毒性乙型肝炎引起的肾脏病有哪些不同？

病毒性丙型肝炎作为一种慢性肝炎，是引起肾脏病的另一重要原因，诊断和治疗原则同乙型肝炎相关性肾小球肾炎。对于其他原因引起的肝炎，如自身免疫性肝炎，当发生肾损害时，应进一步排查是否有系统性疾病引起的肝、肾损害。

酒精性肝炎若急性发作导致肾功能不全，应及时行血液透析治疗。

综上所述，肝炎会引起肾脏病。且因肝炎的存在，

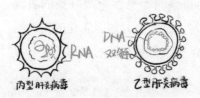

肾脏病治疗的难度大大增加，只有在密切监测肝、肾的情况下，严格遵从临床医师的指导建议，患者才能跨出控制疾病进展的第一步。

三、过敏性紫癜性肾炎

病例展示

　　患者，女性，32岁，日常工作繁忙。2019年底，患者因吃海鲜和饮酒而出现腹痛难忍，遂至当地医院就诊，考虑可能为"急性阑尾炎"，医师建议其尽早积极治疗。患者返回治疗的路途中出现间断性腹痛和少量血便，至医院后接诊医师发现患者四肢均有明显的出血点，以下肢为主，部分融合成片，腹部也有少量出血点，遂做了血液、尿液检查和腹部CT。结果发现，尿红细胞明显增多，尿蛋白阳性。急诊科医师请肾内科、外科和风湿科医师会诊，最后综合考虑为"过敏性紫癜（肾型＋腹型）"，遂收治入院，给予激素治疗后患者好转出院。

　　患者出院后3个月门诊多次随访，未再出现腹痛和血便，皮肤紫癜也逐渐好转，但还是反复出现蛋白尿、血尿，遂再次住院，接受肾穿刺活检，病理提示典型紫癜性肾炎，加用抗感染药物并调整激素剂量继续治疗，患者在1年内激素逐步减量后停药，目前病情稳定。

1. 什么是过敏性紫癜？与过敏相关吗？

　　过敏性紫癜是一种侵犯皮肤和其他内脏细小动脉和毛细血管的过敏性血管炎，临床主要表现为皮肤出现针头大小的出血点、腹痛、关节痛、蛋白尿和血尿，但无血小板下降。本病常发于青少年，成年人也可见，其发病原因与自身免疫反应密切相关，过敏、感染、药物等因素常诱导疾病发作，这些因素致使人体内形成IgA类循环免疫复合物，沉积于真皮上层毛细血

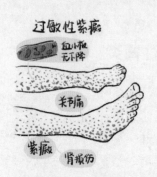

管而引起血管炎。

2. 过敏性紫癜的临床表现如何多变？

过敏性紫癜的临床表现多变，有以下方面：①皮肤紫癜，皮损表现为针头至黄豆大小的瘀点、瘀斑或荨麻疹样皮疹/粉红色斑丘疹，压之不褪色，可融合成片，一般1～2周消退，不留痕迹。皮疹好发于四肢伸侧，尤其是双下肢、踝关节周围和臀部，皮损呈对称性分布，成批出现，易复发。②腹型紫癜，约2/3的患者会出现消化道症状，一般出现在皮疹发生的1周内。患者常出现腹痛，多表现为阵发性脐周痛、绞痛，腹痛也可发生在腹部其他部位，部分患者可有血便，甚则呕血。如果腹痛出现在皮肤紫癜前，易被误诊为外科急腹症，甚至误行手术治疗。③肾型紫癜，泌尿系统症状可在病程的任何时期发生，也可于皮疹消退后或疾病静止期出现，尿液检查表现为血尿、蛋白尿，病情轻重不等。④关节型紫癜，大多数患者仅表现为关节和关节周围肿胀、疼痛、触痛或关节炎，可同时伴有活动受限。关节病变常为一过性，多在数天内消失而不留关节畸形。⑤其他，中枢神经系统症状少见，临床表现有昏迷、蛛网膜下腔出血、视神经炎及吉兰-巴雷综合征。

3. 什么是紫癜性肾炎？有哪些临床表现？

紫癜性肾炎是过敏性紫癜出现肾损害时的表现，除了皮肤紫癜、关节肿痛、腹痛和便血外，主要表现为血尿和蛋白尿。患者多于紫癜后2～4周出现尿液检查异常。泌尿系统症状可在病程的任何时期发生，病情轻重不等，临床表现除血尿、蛋白尿外，还可有尿中泡沫增多、腰酸、下肢水肿等，重症可出现肾衰竭和高血压。

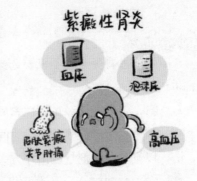

4. 紫癜性肾炎需要做哪些检查？

紫癜性肾炎除了肾脏表现外，临床表现多样，相关辅助检查很重要。尿常规和肾功能检查是发现肾损害的必要检查。由于免疫系统性损害表现，建议完善自身抗体谱、血清免疫学和补体等检查以鉴别系统性红斑狼疮等其他自身免疫性疾病。另外，肾穿刺活检对于紫癜性肾炎的病理分型诊断、治疗和预后预测有很大价值，尤其是对于制订治疗方案有重要意义。

5. 紫癜性肾炎该如何治疗？能控制吗？

紫癜性肾炎应根据患者的年龄、临床表现和肾损害程度选择不同的治疗方案。轻症患者常自发缓解，无须激素治疗。临床症状较重或肾脏病理呈重度改变的患者应采用激素或联合免疫抑制剂治疗，尽快控制病情。紫癜性肾炎总体预后良好，患儿的预后优于成年患者。单纯血尿和肾脏病理改变轻的患者预后好，肾脏病理重度改变与未来肾功能进行性恶化相关。

6. 紫癜性肾炎有哪些注意事项？

紫癜性肾炎患者不仅要选择正确的治疗方法，还需要做好防护措施。

（1）定期随访：过敏性紫癜和紫癜性肾炎均易复发，甚至病情加重，患者在很长一段时间内需要服用药物，故要定期随访，以调整药物剂量或治疗方案、评估疗效、防治合并症。

（2）精神放松，保持积极、乐观的情绪：有研究表明，精神长期处于紧张或应激状态下，会刺激神经内分泌系统，导致免疫系统失调，甚至引发或加重病情。因此，精神放松，保持积极、乐观的情绪有助于疾病康复。

（3）避免接触过敏原：可至医院积极排查过敏原，建议尽量避免进食易过敏的食物或接触过敏原。

（4）避免感染：日常增强体质，注意保暖，防治上呼吸道感染，降低疾病复发率。

四、狼疮性肾炎

病例展示

患者，女性，39岁。1年前面部不明原因出现一些红色疹子，起初在鼻头，之后前额和两颊也出现了红色疹子。1天前，患者出现双手和双膝关节水肿且发热。患者就诊后血常规提示白细胞和红细胞水平偏低，红细胞沉降率和C反应蛋白水平升高，尿蛋白（＋＋）；抗核抗体（antinuclear antibody，ANA）胞质颗粒型1∶320（＋），核均质型1∶3200（＋＋＋）；24 h

尿蛋白定量1.05 g。遂住院治疗，接受肾穿刺活检，最终确诊为系统性红斑狼疮（systemic lupus erythematosus，SLE）、狼疮性肾炎。医师给予其激素联合环磷酰胺冲击治疗（每月1次）。经治疗一段时间后，患者的各项指标均恢复正常。

SLE是我国非常常见的系统性自身免疫性疾病，发病率为30.13/10万～70.41/10万。肾脏是SLE主要累及的器官，在我国，约50%的SLE患者并发狼疮性肾炎（lupus nephritis，LN）。

1. 系统性红斑狼疮是种什么病？为什么叫"狼疮"？与"狼"有关吗？

SLE是一种可累及多个系统、器官的自身免疫性疾病，血液中出现以ANA为代表的多种自身抗体，并由此引发一系列补体级联活化反应，从而导致器官损伤。所谓的"系统性"，指的是全身性疾病，各个器官、组织、系统都可能会受到影响。而"狼疮"是1828年法国的一位皮肤科医师首先报道了一例患者面部出现像狼咬过后的不规则红斑，呈水肿性，中间凹陷，边缘突起，故将本病命名为"红斑狼疮"。后来发现，本病不仅损害皮肤，还损害很多内脏。

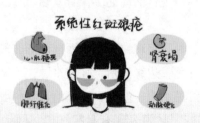

2. 狼疮性肾炎是种什么病？是狼疮引起的吗？

LN是SLE引起的肾损害，是SLE患者出现的肾脏临床表现和肾功能异常，或仅在肾穿刺活检时发现有肾脏病变。LN是SLE非常常见的一种并发症，也是导致SLE患者死亡的主要原因，严重影响患者的生活质量和生存率。

3. 狼疮性肾炎有哪些临床表现？

LN的临床表现多样，轻重不一，可以是无症状性蛋白尿和（或）血尿，也可以是肾病综合征（如大量蛋白尿、严重低白蛋白血症、高脂血症和高度水肿等）、急性肾炎综合征（如血尿、蛋白尿、水肿和高血压等）、急进性肾炎综合征（如血尿、蛋白尿、水肿、高血压、少尿、无尿和肾功能急剧下降等），还可以伴有肾小管损害（如肾小管酸中毒伴肾钙化结石、尿镁丢失等）等。蛋白尿是LN非常常见的临床表现，约30%的LN患者表现为肾病综合征。LN患者肉眼血尿少见，多为镜下血尿。

SLE是一种全身性疾病，故患者在肾受损的同时往往伴有其他脏器损害。肾外器官受损的表现如下。

（1）全身性表现：活动期多伴有发热、食欲缺乏、乏力和体重下降。

（2）皮肤、黏膜表现：主要为面部蝶形红斑，分布在两颊和鼻梁，呈鲜红色，边缘清晰，轻度水肿，可见毛细血管扩张和鳞屑，有时可见水疱、痂皮，红斑消退后一般无瘢痕和色素沉着。其他皮肤、黏膜表现有盘状红斑、网状青斑、口腔溃疹、光过敏、脱发和雷诺现象等。

（3）肌肉、骨骼症状：可见肌痛、肌无力、肌炎、关节炎和关节痛等，关节破坏和关节畸形较少见。

（4）心血管症状：可见心肌损害、心律失常、心绞痛和心内膜炎等。

（5）浆膜炎：可见无菌性胸膜炎、腹膜炎、心包炎。

（6）血液系统症状：可见溶血性贫血、外周血白细胞数减少和血小板减少等。

（7）神经系统症状：红斑狼疮脑炎是SLE的严重并发症，表现为弥漫性脑功能障碍（如意识障碍、定向障碍、智力下降、记忆力下降和精神异常等）或局限性脑功能障碍（如癫痫、脑血管意外、偏瘫和失语等）。

（8）肺损害：可见急性狼疮性肺炎、肺出血等，表现为急性发热、呼吸困难、咳嗽、胸痛、胸腔积液，甚至咯血，严重的肺出血可导致患者迅速死亡。

（9）其他症状：可见肝大、肝功能异常、脾大、浅表淋巴结肿大，以及巩膜炎、虹膜炎、视网膜炎等眼部症状。

4. 狼疮性肾炎的病因有哪些？易感人群有哪些？

LN的发病机制很复杂，可能与患者自身的激素分泌水平、遗传、感染、肿瘤、药物和炎症等相关。上述因素均可诱导人体的免疫反应而发病。SLE好发于育龄期女性，女性患者数和男性患者数之比为9∶1。相关调查研究提示，不同种族间SLE的发病率不同，黑种人的发病率最高，白种人的发病率最低，亚裔和西班牙裔是中间群体。同样，LN也好发于育龄期女性，多数患者在20～40岁发病。女性易发病的原因在于体内的雌激素水平较高，容易激活自身的免疫系统产生抗体，引起一系列免疫损害。

5. 狼疮性肾炎需要做哪些检查确诊?

SLE和LN的临床表现多样，有时不典型，故相关辅助检查很重要。首先是血常规，因为很多患者起病没有任何症状，往往是从血常规中发现贫血或血小板减少而被诊断为狼疮的。尿常规和肾功能是确诊LN的必做检查。由于SLE是一种自身免疫性疾病，故自身抗体谱、免疫学和补体等检查对确诊SLE至关重要。此外，肾穿刺活检对于LN的诊断、治疗和预后预测有很大价值，尤其是对治疗有重要意义。目前，LN分为6型（Ⅰ型、Ⅱ型、Ⅲ型、Ⅳ型、Ⅴ型和Ⅵ型）。其他一些检查（如肝功能、胸部CT、超声等）对于发现SLE的系统损害很重要。

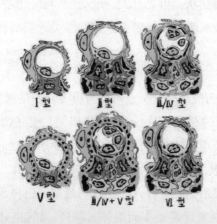

6. 狼疮性肾炎该怎样治疗？能治愈吗？

不同病理类型的LN的治疗方法是不一样的，故应根据肾穿刺活检的结果选择不同的治疗方法。LN的治疗一般包括2个阶段，即诱导阶段和维持阶段。诱导阶段主要针对严重的急性活动性病变，能迅速控制免疫性炎症和临床症状。诱导阶段一般为6～9个月。维持阶段的目的是稳定病情、防止复发、减轻组织损伤，获得疾病完全缓解后的维持治疗应至少为3年。

激素和硫酸羟氯喹（hydroxychloroquine sulfate，HCQ）是治疗LN的基础药物。HCQ的安全性较高，但在使用HCQ的过程中应定期筛查视网膜病变。LN常用的免疫抑制剂有环磷酰胺、吗替麦考酚酯、环孢素A、他克莫司、硫唑嘌呤、来氟米特和雷公藤多苷等。有研究显示，多靶点方案（由激素、吗替麦考酚酯和他克莫司组成）中的药物可作用于SLE和LN发病的多个环节，可作为Ⅲ/Ⅳ型、Ⅲ/Ⅳ型＋Ⅴ型（尤其在表现为肾病综合征时）LN的首选诱导方案。

除免疫抑制剂外，非免疫抑制措施在LN的治疗中也起到重要作用。非免疫抑制措施包括控制高血压、预防血栓、纠正营养不良、治疗代谢并发症和应用活性维生素D_3等。非免疫抑制措施不仅可帮助提高疗效，且能减少合并症的发生、防止肾损害加重。

影响LN预后的因素有很多，与年龄、性别、种族、基础肾脏病状况、病情及其控制情况、肾穿刺活检情况等有关。

7. 患了狼疮性肾炎，还能妊娠吗？

LN患者，尤其是处于活动期的患者，妊娠时母体和胎儿不良事件的风险显著增加。因此，LN患者在妊娠前应由医师评估是否适合妊娠、妊娠时机、妊娠风险和哪些药物需要停用。一般来说，无狼疮活动、尿蛋白正常且停用妊娠禁忌药物（如吗替麦考酚酯、环磷酰胺、来氟米特、甲氨蝶呤和生物制剂等）6个月以上、血压正常、肾小球滤过率＞60 ml/（min·1.73 m^2）的LN患者可考虑妊娠。

LN患者在妊娠期间可使用泼尼松或甲泼尼龙联合羟氯喹维持治疗。复发高危患者可加用硫唑嘌呤或环孢素A/他克莫司维持治疗。如果狼疮活动导致患者肾损害持续加重（蛋白尿增加，血清肌酐和血压升高）或并发子痫前期，应尽早终止妊娠。

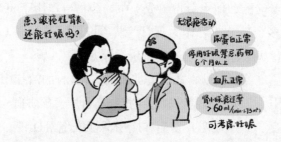

8. 狼疮性肾炎有哪些注意事项？

LN患者不仅需要选择正确的治疗方法，还需要做好防护措施。

（1）定期随访：SLE和LN都很容易复发，甚至病情加重，患者在很长一段时间内需要服用药物，故需要定期随访，以调整药物剂量或治疗方案、评估疗效和防治合并症。

（2）精神放松，保持积极、乐观的情绪：有研究表明，精神长期处于紧张或应激状态下，会刺激神经内分泌系统，导致免疫系统失调，甚至引发或加重病情。因此，精神放松，保持积极、乐观的情绪有助于疾病康复。

（3）避免日晒和紫外线照射：LN患者平时应重视皮肤护理，特别是要避免日光照射，对阳光敏感者更应如此。LN患者平时外出尽量在早、晚，应尽量避免在10：00～16：00日光强烈时外出。如果要外出，一定要撑遮阳伞或戴宽边帽，穿浅色的长袖上衣和长裤。

（4）注意保暖：LN患者在寒冷时一定要做好保暖工作，在冬天外出时一定要戴好帽子、口罩，防止受凉和感冒的发生。

（5）避免服用某些药物：如青霉胺、氯丙嗪、肼屈嗪等。另外，处于育龄期的女性LN患者还要避免服用避孕药，不使用含有雌激素的药物，因为此类药物有可能会诱发LN或加重SLE。

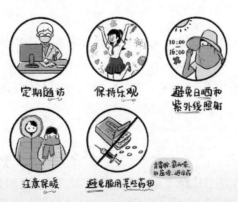

定期随访　　保持乐观　　避免日晒和紫外线照射

注意保暖　　避免服用某些药物

五、新月体肾小球肾炎

病例展示

　　患者，女性，22岁，既往体健。3个月前出现恶心、呕吐，伴双下肢水肿，遂至医院就诊。检查后发现，血肌酐1000 μmol/L，24 h尿蛋白定量1.05 g，抗肾小球基膜（glomerular basement membrane，GBM）抗体阳性，初步诊断为新月体肾小球肾炎。双肾B型超声显示，双肾增大伴实质回声增强。肾穿刺活检显示，肾组织标本中有超过80%的肾小球有大的新月体形成。因此，给予血浆置换＋持续透析治疗，并给予大剂量激素冲击＋环磷酰胺治疗，逐步调整剂量，患者的血肌酐降低至150 μmol/L后停止透析。患者出院后定期随访，目前病情稳定。

　　新月体肾小球肾炎是指以大量新月体形成为主要特点的肾小球肾炎，临床多表现为急性肾损伤，起病急，数天至数周出现少尿、无尿和肾功能下降。

　　1. 什么是新月体肾小球肾炎？

　　新月体肾小球肾炎又称急进性肾炎，往往病情发展急骤，早期可能表现为血尿、蛋白尿、水肿和高血压等，但可在短时间内快速进展为少尿、无尿、肾衰竭，最终可以进展为尿毒症。

　　2. 新月体肾小球肾炎是怎样命名的？分类有哪些？

　　新月体肾小球肾炎最早于1914年由Volhard和Fahr首先描

述，其由肾组织的病理改变主要为大量新月体形成而得名。新月体肾小球肾炎与其他类型慢性肾炎一样，也分为原发性和继发性。原发性新月体肾小球肾炎可以是常见的肾小球疾病，如 IgA 肾病等，而继发性新月体肾小球肾炎有抗中性粒细胞胞质抗体（anti-antineutrophilic cytoplasmic antibody，ANCA）相关性血管炎、狼疮性肾炎等。新月体肾小球肾炎共有 3 种类型（Ⅰ 型、Ⅱ 型、Ⅲ 型），最常见的是 Ⅱ 型，即免疫复合物介导的新月体肾小球肾炎。

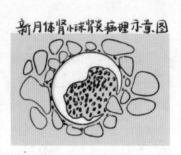

新月体肾小球肾炎病理示意图

3. 肾脏内的新月体是如何形成的？

目前认为，新月体主要由肾小囊的壁层上皮细胞增生导致。肾小球作为肾脏行使功能的基本单位，毛细血管袢是其进行滤过功能的核心轨道，各种免疫攻击导致肾小球囊壁外的上皮细胞不正常增生，且不断挤压毛细血管袢，最终导致肾小囊壁断裂，随着纤维化的发生，肾小球仿佛戴了一顶月牙形的帽子，故得名新月体。根据形态，新月体分为细胞性新月体和纤维性新月体。当肾组织中的新月体比例占所见肾小球的比例超过 50%，则可诊断为新月体肾小球肾炎。

4. 新月体肾小球肾炎有哪些临床表现？注意事项有哪些？

新月体肾小球肾炎的发生率较低，男性患者多于女性患者。新月体肾小球肾炎以血尿为突出的临床表现，50%以上的患者可合并少尿、肾功能急骤恶化，部分（如SLE、ANCA相关性血管炎）患者往往合并肾外表现，如贫血、呼吸道症状和胃肠道症状等。

5. 如何诊治新月体肾小球肾炎？

新月体肾小球肾炎的确诊除了常规的实验室检查、自身抗体检查等外，主要依靠肾穿刺活检。因此，一旦患者出现血尿、蛋白尿、高血压和水肿等表现，应尽早行肾穿刺活检以明确诊断，诊断明确则尽早进行治疗，根据病理结果确定治疗方案，如应用糖皮质激素、免疫抑制剂抑制急性炎症反应和肾小球病变进一步恶化。对于肾损害明显者，强调早期进行血液透析治疗，甚至可加用血浆置换或免疫吸附治疗。

6. 新月体肾小球肾炎会进展为尿毒症吗？

新月体肾小球肾炎进展为尿毒症的比例较高，最终结果主要取决于肾脏不可逆损害的程度。因此，尽早确诊、尽快治疗是决定疾病进展的关键因素。

六、高血压肾病与肾性高血压

1. 什么是肾脏病与高血压的"因果论"？

高血压的患病率极高。近年来的统计数据表明，我国高血压的患病率接近20%，而慢性肾脏病常与高血压相伴存在。我国慢性肾脏病的整体患病率约为10.8%，而在40岁以上的人群中高达18.7%。肾脏是调节血压的重要器官，也是高血压最常损害的靶器官。因此，高血压与肾脏病常同时存在，相互影响。

2. 什么是高血压？

一般说来，正常人的血压应维持在140/90 mmHg以下。若非同天测量3次或以上收缩压≥140 mmHg和（或）舒张压≥90 mmHg，则可确诊高血压。

3. 高血压有哪些临床表现？

高血压在早期常无症状或症状不明显，患者仅在劳累、精神紧张、情绪波动后出现头晕等不适，休息后又恢复正常。随着病情进展，血压持续升高，患者可逐渐出现各种症状，其中头晕和头痛是主要的脑部症状，严重者可出现恶心、呕吐。值得注意的是，高血压患者的主观感受与血压水平不一定完全平行。有些患者的血压很高，但症状不明显。患病率高，而知晓率、治疗率和达标率低是我国高血压的现状。

4. 高血压会导致肾损害吗？什么是高血压肾病？

无论是什么原因引起的高血压，不仅表现为血压升高，更会造成身体许多重要器官的损害，如心、脑、肾和全身的大血管等，而高血压造成的上述器官损害往往是导致患者死亡的直接原因。

高血压肾病通常是指由原发性高血压导致的肾小动脉和肾实质损害，又称良性高血压性小动脉性肾硬化。在美国终末

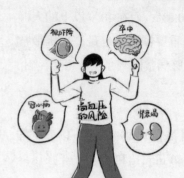

期肾病的病因中，高血压肾病占1/3，位居第二，仅次于糖尿病肾病。而在我国，高血压引起终末期肾病的比例也在逐年增加。

5. 高血压如何导致肾损害？

肾是人体内血压最高的部位，也是高血压时最易受损的器官。作为肾脏主要组成部分的肾小球是一个血管球，对血压的变化非常敏感。随着血压的升高，肾小球内表现出"三高"，即高灌注、高压力、高滤过。随着肾小球内压力增高，其可漏出一些正常压力下不会漏出的物质，如某些蛋白成分等。如果高血压持续存在，肾小球的结构也会发生变化，导致肾小球硬化。除了对肾小球的损害，长期血压升高也会导致肾小管和肾间质受损。因此，若高血压控制不佳，就会逐渐损害肾功能，甚至发展为尿毒症。

6. 高血压肾病的临床表现有哪些？

高血压肾病在前期可能无特异性临床症状，仅在尿液检查时发现微量白蛋白。肾小管对缺血敏感，故临床首先出现肾小管浓缩功能障碍，表现为夜尿增多、低比重尿和低渗透压尿。当肾小球发生缺血性病变后，尿常规可见轻度蛋白尿、少量红细胞和管型；肾小球功能逐渐受损，血肌酐增高，并逐渐进展为终末期肾病。在肾损害的同时，高血压肾病患者常伴有高血压眼底病变和心脑血管并发症。高血压肾病的临床进展可分为4个阶段：①肾损害前期。无临床症状，尿中出现微量白蛋白，尿β_2微球蛋白升高。②肾小管功能异常期。夜尿增多，尿渗透压降低，而内生肌酐清除率保持正常。③肾小球功能异常期。临床以不同程度的蛋白尿为特征，大多数为轻中度蛋白尿（＋～＋＋），镜检红细胞、白细胞、透明管型和颗粒管型少。④肾功能不全期。氮质血症、血清肌酐升高。

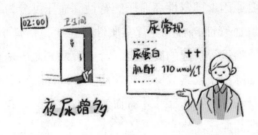

7. 高血压肾病的诊断标准有哪些？

（1）高血压病史长（5～10年，甚至更长）且血压控制欠佳。

（2）有轻至中度蛋白尿，但尿红细胞和白细胞少。

（3）辅助检查有心、脑、眼底等高血压靶器官损伤的证据，如超声心动图或心电图提示左心室肥厚，眼底检查提示眼底动脉硬化。

（4）有突出的肾小管间质损害，如夜尿增多、肾渗透压降低、尿N-乙酰-β-D-氨基葡萄糖苷酶（N-acetyl-beta-D-glucosaminidase，NAG）和尿β_2微球蛋白升高与尿酸排泄减少等。

（5）肾脏B型超声可见肾缩小、肾脏形态异常。

（6）除外各种原发性肾病和其他继发性肾病，肾脏的病理检查有助于诊断。

8. 慢性肾脏病也是高血压的病因吗？

慢性肾脏病患者常伴有高血压。一般说来，高血压按病因可分为原发性高血压和继发性高血压。前者是指原因不明的高血压，后者是指有明确病因的高血压。慢性肾脏病是继发性高血压的主要原因，即肾性高血压。肾性高血压可分为肾实质性高血压和肾血管性高血压。肾实质性高血压包括肾小球疾病、肾小管间质疾病等引起的高血压。肾血管性高血压是指由单侧或双侧肾动脉主干或其分支狭窄性病变导致肾缺血引起的高血压。一般肾动脉狭窄>50%才有血流动力学意义，≥70%会引起肾血管性高血压。

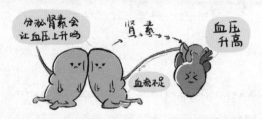

那么，为什么慢性肾脏病患者常会发生高血压？肾脏病引起高血压主要有2个原因：一是肾素；二是水钠潴留。①肾脏是人体分泌肾素的唯一器官。肾素的主要作用是收缩血管、升高血压。正常人肾脏分泌的肾素"恰到好处"，能维持血压处于正常水平。当肾脏出现病变时，肾素的分泌增多，使全身小动脉痉挛，导致小动脉阻力增加，高血压接踵而至。②人体的水和钠也通过肾脏排泄，肾脏发生病变后，水、钠排泄障碍，导致血容量增加，除了表现为水肿外，血容量过多的另一个后果就是血压升高。可见，肾脏病也是导致高血压的"罪魁祸首"之一。

9. 肾性高血压的临床表现有哪些？

肾损害常先于高血压出现或与其同时出现，血压较高且较难控制，易进展为恶性高血压；蛋白尿/血尿发生早、程度重、肾功能受损明显；心血管疾病发生率高，病情较重，预后较差。

10. 肾实质性高血压和肾血管性高血压该如何诊断？

（1）肾实质性高血压患者通常年龄较小，常没有高血压家族史。对于肾小球疾病引起的高血压，患者的尿蛋白水平往往较高，血尿比较突出。肾穿刺活检有助于鉴别诊断。

（2）肾血管性高血压可表现为突然出现的高血压或长期高血压突然加剧。约50%的患者可在上腹部、患侧腰背部或肋缘下闻及连续的血管收缩期杂音，或伴有轻度震颤。肾血管性高血压的诊断主要依靠影像学检查。肾血管彩色多普勒超声虽然无创、经济，但准确性不够稳定。肾动脉造影是诊断肾血管性高血压的"金标准"。

11. 该如何应对慢性肾脏病和高血压？

因为高血压和慢性肾脏病互为因果，故只有把血压降至合适水平，才能减轻肾小球内的"三高"状态，避免或延缓肾损害的发生。但无论是高血压引起肾损害，还是肾脏病合并高血压，血压的控制都较一般的高血压困难。因此，高血压的治疗要在专业医师的指导下进行。此外，由于高血压和肾脏病的早期症状均不典型，常被人们忽视，故个体需要增强健康意识，争取对高血压和慢性肾脏病做到早发现、早诊断、早治疗。

12. 高血压患者该如何筛查肾损害？

高血压肾损害是高血压的严重并发症之一。随着病程延长，高血压患者会出现蛋白尿、水肿、肾小球滤过率降低，进而发生肾衰竭。因此，高血压患者应增强健康意识，定期体检，早期发现肾损害。

（1）增强健康意识：高血压患者出现肾损害时，肾小管的损害要先于肾小球的损害。肾小管是负责对尿液进行重吸收的部位，其重要功能之一是对尿液进行浓缩。多数情况下，高血压引起肾损害时，尿液的浓缩功能减退较早出现，突出的表现是夜尿增多。正常人在60岁以下一般不应出现夜尿增多情况。如果高血压患者出现夜尿增多，如超过3次，很可能是肾小管损害的早期表现。此外，高血压和慢性肾脏病患者还应注意观察尿液的性状，如尿液是否泡沫较多或颜色变深等，如果出现这些情况，需要格外警惕。

（2）定期体检：肾脏有强大的储备能力，在疾病早期往往没有或极少出现征兆，诊断在很大程度上依靠实验室检查，只要定期检查尿液等指标，肾损害可以早发现、早控制。

1）尿液检查

A. 尿常规：是简单、经济的检查方法，可以发现患者是否有血尿、蛋白尿和管型尿等。

B. 尿蛋白定量：又称尿微量蛋白定量检测，是筛查高血压早期肾损害的常用方法之一，敏感性优于尿常规。正常情况下，尿蛋白含量极少，每天<10 mg，随着病情进展，高血压患者的尿蛋白水平可能逐渐升高。由于收集24 h尿操作烦琐，故可以采用随机尿蛋白肌酐比来评估尿蛋白（表4-1）。高血压患者出现蛋白尿是肾损害的标志。一般说来，普通的高血压患者应每年至少检测1次尿蛋白，而尿蛋白已增高的高血压患者应每3个月检测1次。

表4-1　尿蛋白参考值

	正常值	低值	高值	极高值
24 h尿蛋白定量（24 h尿）	<10 mg	10～29 mg	30～300 mg	>300 mg
尿蛋白/肌酐（单次尿）	<10 mg/g	10～29 mg/g	30～300 mg/g	>300 mg/g

C. 尿β_2微球蛋白：正常情况下，尿β_2微球蛋白从肾小球自由滤过，由肾小管重吸收，故在尿液中含量很少。在肾小管功能损害早期，β_2微球蛋白重吸收减少，尿中β_2微球蛋白就会明显增多。因此，β_2微球蛋白被公认为是反映高血压患者早期肾损害的敏感指标之一。

D. 尿NAG：尿NAG来自近曲小管的溶酶体，在尿液中相对稳定。当肾小管细胞受损时，尿NAG水平明显升高，且远早于尿蛋白和肾功能的变化，可作为反映高血压肾小管损害的早期敏感指标之一。

E. 视黄醇结合蛋白：其是一种结合蛋白。正常情况下，原尿中的视黄醇结合蛋白在肾近曲小管被重吸收。但当肾小管功能受损时，视黄醇结合蛋白重吸收障碍，尿液中的视黄醇结合蛋白可明显升高，故其在尿中的排泄量可作为肾功能受损的敏感指标之一。

2）肾功能：为了防止高血压肾病进展为慢性肾衰竭，甚至尿毒症，高血压患者应定期检查肾功能。一般说来，检查结果正常，可以过3～6个月后再检查；如果结果异常，则需要每1～2个月复查1次。

13. 晚期高血压肾损害该如何监测？

（1）肾功能监测：临床常用血清尿素氮、血清肌酐、血清胱抑素C作为评估肾功能的指标。当这些指标出现异常时，肾功能损害已比较明显，甚至已达不可逆阶段。

1）血清尿素氮：其特异性和敏感性均欠佳，易受多种肾外因素影响，如上消化道出血、严重感染和蛋白质摄入等均可使其暂时升高。一般情况下，只有当肾小球滤过率降至正常的50%以下时，血清尿素氮才会高于正常值。

2）血清肌酐：肾小球滤过率低于正常值的50%时血清肌酐才会升高，故其正常高限已提示肾功能异常。血清肌酐明显高于正常值时，肾功能已发生严重损害。血清肌酐易受年龄、性别、饮食和肌肉量等影响。

3）血清胱抑素C：其在人体内的产生相对恒定，几乎完全被肾小球滤过，然后由肾小管重吸收，且肾小管既不分泌也不排泄血清胱抑素C。血清胱抑素C在血液中的浓度也不受性别、年龄、体重、营养状况、炎症和肌肉量等因素影响，故其是一个简便、精确、敏感的评估肾小球滤过功能的指标，能较早发现肾小球滤过功能受损。

（2）影像学检查：对于高血压患者，肾脏B型超声和肾脏发射型计算机体层成像（emission computerized tomography，ECT）是目前临床使用得最多的筛查肾损害的影像学检查。B型超声主要通观察肾的大小、形态、皮质厚度和皮髓质分界是否清晰等判断有无肾损害，损害是早期还是晚期。肾脏ECT可准确测定分肾的肾小球滤过率，早期发现肾功能不全，也是对肾损害进行分期的重要依据。

（3）肾穿刺活检：诊断明确的高血压肾损害一般不需要做肾穿刺活检，但当怀疑有高血压外的其他因素参与肾脏病进展或临床诊断有困难时，在无肾穿刺禁忌证的情况下可进行肾穿刺活检。

14：慢性肾脏病患者该如何控制高血压？

高血压是慢性肾脏病患者非常常见的并发症之一。30%以上的慢性肾脏病患者合并高血压，但其中仅有11%可将血压控制在理想水平。高血压的控制对于延缓慢性肾脏病的进展和预防心脑血管意外的发生至关重要。慢性肾脏病患者控制高血压的具体措施如下。

（1）从有效延缓肾损害进展角度出发，尿蛋白＞1 g/d 的慢性肾脏病患者的降压目标为125/75 mmHg，尿蛋白＜1 g/d 的慢性肾脏病患者的降压目标为130/80 mmHg。

（2）要达到降压目的，服用降压药物并不是唯一的方式，改变不良的生活习惯往往能达到事半功倍的效果，尤其对于很多血压轻微增高的患者，生活方式的调整可能足以使血压在一定时期内维持在正常水平。

1）减轻体重，控制体重指数。

2）清淡饮食，钠摄入量＜5 g/d，甚至更低。

3）补充钙和钾盐，每天吃新鲜蔬菜400～500 g和喝牛奶500 ml可以补充钾1 g和钙400 mg。对于尿毒症患者或尿量减少的患者，应监测血钾，防止高钾血症。

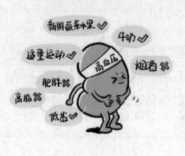

4）减少脂肪的摄入。

5）不饮酒或限制饮酒。

6）戒烟。

7）不提倡慢性肾脏病患者剧烈运动，可根据年龄或身体状况选择慢跑或步行，一般每周3～5次，每次30～60 min。

（3）使用降压药物

1）血管紧张素转化酶抑制剂（angiotensin converting enzyme inhibitor，ACEI）/血管紧张素Ⅱ受体阻滞剂（angiotensin receptor blocker，ARB）：此类药物是慢性肾脏病患者降压治疗的首选药物，因为除了降压作用外，其还具有降低尿蛋白、保护肾脏的作用。这就是血压正常或稍微偏高的肾脏病患者仍使用此类药物的原因。此类药物起效缓慢，一般4～8周才能达到最大作用，故如果患者短时间内血压未达标，不要急于更换降压药物。另外，使用此类药物的患者需要警惕其不良反应，如干咳。此类药物还可能导致血钾增高和血清肌酐上升，故高钾血症者和血清肌酐升高患者使用该类药物应十分谨慎，注意严密监测血钾和肾功能的变化。妊娠或哺乳期女性和双侧肾动脉狭窄患者应避免使用此类药物。

2）利尿药：其也是常用的降压药物。眼睑和双下肢水肿是慢性肾脏病患者非常常见的主诉，利尿药的使用可减轻水肿症状，而水肿的减轻也可促进其他降压药物的疗效，达到"1＋1＞2"的效果。但长期使用利尿药会导致一系列不良后果，如低钾血症和血脂、血糖、血尿酸代谢异常等。另外，对于慢性肾衰竭失代偿期或病情更严重的患者，噻嗪类利尿药已无效，只能使用袢利尿药，但也不宜长期大量使用。已行血液透析的患者因为无尿或少尿，一般没有必要继续使用利尿药。

3）钙通道阻滞剂（calcium channel blocker，CCB）：以硝苯地平为代表，降压效果强、起效快，常被用于慢性肾脏病患者高血压的治疗。尤其对于肾衰竭透析患者，CCB为首选的降压药物。有的患者使用CCB后可能出现心率增快、头痛、面部潮红和下肢水肿等表现。这些不良反应有的可在1～2周自发消失或减量后消失。

4）β_1受体阻滞剂：此类药物也是慢性肾脏病患者联合降压药物治疗的常用选择，其主要通过减慢心率、减弱心肌收缩力来达到降低血压的目的。此类药物的不良反应包括心动过缓、乏力和四肢发冷等。β_1受体阻滞剂与CCB联用时可以拮抗CCB导致的心率增快。需要注意的是，β_1受体阻滞剂不能突然停药，应缓慢减量，以免发生危险。

5）α_1受体阻滞剂：此类药物有哌唑嗪、特拉唑嗪等，有一定的降压作用，但多不主张单独使用，可与其他降压药联合使用。此类药物最大的不良反应是直立性低血压，即由于体位改变导致脑供血不足而引起的低血压，故建议患者先从小剂量使用，于睡前服用。

6）降压药物的联合使用：慢性肾脏病患者尤其是肾衰竭患者若合并高血压，常需要3～4种降压药物联合使用才能有效降压，通常先增加降压药物的种类，再增加降压药物的剂量。肾衰竭失代偿期以上的非透析患者应慎用ACEI/ARB。血清肌酐正常的肾性高血压患者可按照如下流程联合使用降压药物：ACEI/ARB或＋小剂量利尿药→CCB→β_1受体阻滞剂→α_1受体阻滞剂。合理的降压药物的联合使用可有效控制血压，减少高血压的靶器官损害，保护肾脏，延缓肾脏病的进展速度。

七、痛风与肾脏病

1. 什么是痛风？

痛风主要是由嘌呤代谢紊乱和尿酸排泄障碍引起的一组疾病，其主要表现为人体内尿酸含量过高，形成的尿酸盐结晶沉积到关节等部位，引发痛风。近年来，随着生活水平的提高，人们对富含嘌呤成分食物的摄入量增加，使痛风的发病率逐年升高，其已成为我国仅次于糖尿病的第二大代谢类疾病。

2. 哪些因素可以诱导痛风发作？

（1）饮酒：饮酒是诱发痛风非常常见的原因之一。酒精可以升高血尿酸水平，加速尿酸盐结晶的形成，故痛风患者应尽量避免饮酒。

（2）高嘌呤饮食：食用大量含有嘌呤的食物会使血尿酸快速升高，进而诱发痛风。海鲜、动物内脏、牛肉、羊肉和肉汤等都是嘌呤含量很高的食物。

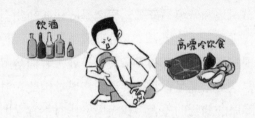

（3）关节部位受凉：关节部位受凉后局部温度降低，使血尿酸更容易在关节部位形成尿酸盐结晶，进而诱发痛风，而醉酒后的受凉更是引起痛风发作的极常见诱因。

（4）劳累、生活作息紊乱：近些年，痛风逐渐呈年轻化趋势，这与年轻人经常加班、熬夜、长时间上网、玩游戏等不良习惯有关。劳累、精神压力大和生活作息紊乱均可导致代谢废物堆积、尿酸排泄障碍，从而诱发痛风。

（5）饮水过少：人体内的尿酸主要通过肾脏随尿排出。如果个体饮水量过少，会使排尿减少，这样就无法使尿酸充分排出体外，长期将导致体内尿酸含量升高，进而诱发痛风。

（6）饮用太多甜饮料：平时饮用过多的甜饮料也易诱发痛风，因为甜饮料中通常含有一种叫作果葡糖浆的物质，其可以明显升高血尿酸，从而导致痛风发作，故痛风患者要限制甜饮料的摄入。

（7）剧烈运动：适当的低强度有氧运动有助于降低痛风的发病率，但剧烈运动会使尿酸排泄减少、血尿酸水平升高，从而诱发痛风。因此，个体运动时要注意适量、有氧、多饮水，并在运动前做好热身准备活动。目前，推荐痛风患者适当运动作为非药物治疗措施之一。

（8）降尿酸药物：需要注意的是，降尿酸药物也可诱发痛风，如非布司他和苯溴马隆等。原因是降尿酸药物会使血尿酸快速降低，进而导致痛风石（又称痛风结节，是一种尿酸盐结晶，多出现在耳轮、足趾和手指关节等处）表面溶解并释放尿酸盐结晶，这种结晶呈针状，会诱发痛风。因此，对于既往没有使用过降尿酸药物的患者，在痛风发作时不宜立即使用降尿酸药物，否则会加重痛风。

3. 为什么痛风患者男性更多？

在日常生活中，男性痛风患者数要远高于女性。据统计，痛风患者的男女比为（10～20）：1。为什么会出现这种情况？主要是与性激素有关。男性的雄激素有利于尿酸盐结晶沉积，而女性的雌激素则可抵抗尿酸盐结晶沉积，且雌激素还可以促进尿酸的排泄，故男性更易患痛风。此外，男性会比女性

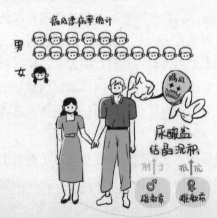

摄入更多酒精和高嘌呤食物，导致更易患痛风。

4. 痛风与肾脏病有什么关系？

痛风患者血液中大量的尿酸可以形成尿酸盐沉积到肾脏，引发肾脏病，被称为痛风性肾病。随着病情不断进展，患者一旦出现肾衰竭，将严重威胁生命健康，故痛风性肾病也是痛风患者主要的死亡原因。此外，肾脏病患者会因肾功能异常导致尿酸排泄障碍，进而加重痛风。可见，痛风与肾脏病是一对"难兄难弟"，两者互为因果，形成恶性循环。因此，痛风患者在出现关节疼痛时要高度警惕，尽快去医院做检查，确认是否患了肾脏病。高尿酸血症的早期发现和治疗，以及有效控制血尿酸水平，是预防痛风性肾病的有效措施。

5. 痛风性肾病有哪些临床表现？

痛风导致的肾损害的临床症状并不完全相同。痛风性肾病在临床上主要表现为以下3种形式。

（1）以尿路结石为主：尿酸盐结晶可以形成肾脏和输尿管结石，主要表现为腰痛、排尿疼痛和尿中带血，有时还可在尿液中发现排出的尿酸结石。如果血尿酸控制不佳，泌尿道结石可以反复出现或发作。

（2）以痛风性肾炎为主：此类患者往往会出现明显的夜尿增多，即起夜次数增多、夜间尿量比日间还要多，且尿常规可发现尿蛋白和尿隐血阳性。随着病情持续进展，患者可出现低蛋白血症和轻度水肿，有的患者还可伴有血压升高、头晕和头痛等症状。此类患者如果能早期发现血尿酸升高并早期控制血尿酸水平，则可延缓肾病进展。

（3）以肾衰竭为主：此类患者病情最严重，可出现尿量逐渐减少，甚至无尿，同时还可出现尿素、肌酐等不断升高，以及一系列肾衰竭相关症状，如恶心、乏力、皮肤瘙痒、呼吸困难等，最终可进展为尿毒症。到了这一阶段，肾脏病已失去了最佳治疗时机，难以控制了。

6. 如果患了痛风，尿酸控制在多少合适？

如果个体已患痛风，但还没出现痛风石，那么应将尿酸控制在360 μmol/L以下，这样有利于减少痛风发作的次数，也有利于保护肾脏；如果个体在痛风的基础上出现了痛风石，应更严格控制尿酸，使其在300 μmol/L以下，这样不仅有利于减少痛风的发作，还有利于痛风石的溶解。需要注意的是，尿酸并不是降得越低越好，当尿酸低于180 μmol/L时，反而会对健康产生不利影响。

7. 多饮水对痛风有益处吗？

多饮水对于痛风是有益的且是必要的。多饮水有助于稀释尿液、减少尿酸盐结晶的形成，且随着尿量的增加有助于尿酸的排出，从而减轻痛风症状。因此，建议痛风患者每天保证饮水量达2000～3000 ml。对于饮水，痛风患者应注意：①远离浓茶、咖啡等饮品，以防其诱导痛风发作；②如果要饮茶，建议饮用较为清淡的绿茶，有利于尿酸的排出；③饮水量要综合考虑肾脏和心、肺的情况。如果痛风患者合并肾或心肺功能不全，应根据具体病情限制饮水量。

8. 痛风性肾病可以使用秋水仙碱镇痛吗?

在痛风发作时使用秋水仙碱可迅速、有效地缓解疼痛，且秋水仙碱价格低廉，故很多痛风患者常使用秋水仙碱。需要注意的是，秋水仙碱仅能缓解疼痛，不能降低尿酸，只是"治标不治本"；且很多患者会对秋水仙碱产生依赖，只要痛风发作就使用其镇痛，最终导致严重的肾损害却还不自知。因为秋水仙碱具有肾毒性，故痛风性肾病患者更要严格限制其使用。痛风性肾病发作时，患者可以应用秋水仙碱；肾功能不全时应减量使用；血肌酐清除率＜30 ml/min时应禁用；疼痛难忍时可以使用其他药物（如糖皮质激素）来代替秋水仙碱。

9. 痛风患者不宜吃哪些食物?

饮食控制对于痛风患者至关重要，下面列举几类痛风患者需要严格控制的饮食。

（1）高嘌呤食物：嘌呤是尿酸生成的来源，个体食用高嘌呤食物易诱发高尿酸血症，进而导致痛风发作。高嘌呤食物主要包括：①海鲜，包括大多数鱼类、虾类和贝类等；②动物内脏，包括肝脏、肾脏和大脑等；③肉类，如猪肉、牛肉、羊肉和禽类肉等，尤其不建议喝肉汤；④某些高嘌呤蔬菜，如紫菜、菠菜、豆苗、芦笋和扁豆等。

（2）酒精：酒精可以使尿酸生成增加、排泄减少，从而升高尿酸水平，导致痛风发作。因此，建议痛风患者不要摄入任何含有酒精的饮品和食物。

（3）脂肪：脂肪可减少尿酸排泄，从而诱导痛风发作，故痛风患者要限制脂肪的摄入，避免食用高脂肪食物，包括奶油、黄油、肥肉、糕点和油炸食物等。

需要注意的是，火锅是很多人喜爱的美食，但其汤底嘌呤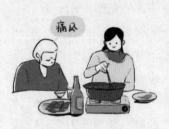高，食材中包含很多海产品（鱼、虾、贝类）、牛肉、羊肉，再加上吃火锅时可能搭配饮酒，导致一餐火锅摄入的嘌呤量可达正常一餐的数十倍，危害极大，痛风患者应避免吃火锅。

10. 痛风性肾病该如何预防？

（1）做好监测：对于无痛风病史人群，需要定期检测血尿酸，若发现血尿酸增高，应及时至肾内科就诊；对于已患痛风但尚未出现肾损害的患者，必须要有预防痛风性肾病的意识，除了密切监测血尿酸（长期达标）外，还要注意监测血肌酐、尿素、尿常规等，并定期行泌尿系统超声检查，若发现肾损害，应及时进行规范治疗。

（2）多饮水：建议每天饮水2000 ml以上，可以增加尿量，有利于尿酸的排泄，从而预防痛风性肾病。

（3）控制高嘌呤食物的摄入：主要控制海鲜、动物内脏、肉汤、牛肉和羊肉等食物的摄入，减少嘌呤摄入可减少尿酸形成，进而预防痛风性肾病。

（4）碱化尿液：可以多食用新鲜的蔬菜和水果等碱性食物，也可以服用小苏打片或苏打水，定期检测尿pH。

（5）运动：适当的运动有助于尿酸排泄，可以起到预防痛风性肾病的作用，但运动强度不宜过大，且在运动过程中和运动后应注意补充水分。

（6）其他：避免饮酒、劳累和受凉。

11. 痛风缓解期该如何用药？

痛风患者的血尿酸波动可以导致痛风发作，特别是降尿酸治疗可以诱发或加剧痛风发作，故不建议痛风发作期应用降尿酸药物。一般在痛风发作缓解2周后行降尿酸治疗，降尿酸药物应开始小剂量应用，后续逐渐增加剂量，使血尿酸平稳、缓慢下降。但这样应用也会导致部分患者痛风复发，故可以在降尿酸治疗开始后给予小剂量秋水仙碱或小剂量非甾体抗炎药3～6个月，但前提是血常规和肝肾功能正常。

八、妊娠与肾脏病

1. 妊娠后肾脏会出现哪些变化？

人体为了适应妊娠，会出现血容量增加、血管扩张、血压下降、心率增快和肾血流量明显增加（约增加80%）等，且肾脏的排泄功能也会明显增强（增强40%～50%）。此时检测肾功能，血肌酐、尿酸均较妊娠前降低；且超声可发现肾体积增大，肾长度增加1.0～1.5 cm。由于增大子宫的压迫，孕妇可出现肾积水和输尿管积水，右侧肾比左侧肾更常见。妊娠导致的肾积水通常没有症状，少数孕妇会出现腹痛，极少数孕妇会出现肾功能不全和肾结石。正常女性在妊娠期尿蛋白也可以出现阳性，此时需要密切注意血压，并监测尿蛋白定量的变化以注意是否出现了肾脏病。

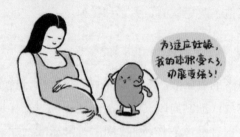

2．妊娠期肾积水需要治疗吗？

孕妇在妊娠期可出现生理性肾积水，但若肾积水明显，且伴有腹痛、血清肌酐升高，那么可确诊梗阻性肾病，即肾脏以下的尿路梗阻导致肾功能异常。如果生理性肾积水已发展为梗阻性肾病，孕妇就需要听从医师的意见行经皮肾造瘘术或输尿管支架置入术或分娩来治疗。

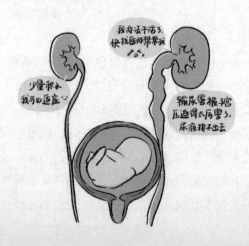

3. 妊娠期间尿路感染没有症状也需要治疗吗？

尿路感染就是从肾脏、输尿管、膀胱到尿道中的一个或多个部位由病原体感染引起了炎症反应。尿路感染在女性，尤其是在孕妇中十分常见。尿路感染可表现为发热、腰痛、尿频、尿急、尿痛、血尿和脓尿等，但有的患者完全没有症状。非妊娠女性如果尿路感染没有症状，可不予治疗。但孕妇由于尿路不畅，更易患逆行性肾盂肾炎（即尿道炎、膀胱炎发展导致肾炎），严重时可以发展为败血症，对母亲和胎儿都很危险，故主张对妊娠期尿路感染进行早发现、早治疗。

4. 妊娠期血压升高需要注意什么？

正常女性妊娠后血压会轻度下降（约下降10 mmHg）。孕妇在妊娠期间若发现血压升高，需要高度警惕，一方面要注意妊娠前是不是就患有高血压和肾炎等疾病；另一方面要注意妊娠高血压综合征（简称妊高征）。妊娠前就患有高血压和肾炎的女性应定期至肾内科和产科随诊，监测血压和肾脏的情况，按医嘱用药。如果是妊高征，更需要重视，因为妊高征严重时可引起先兆子痫和子痫。

5. 妊娠出现水肿的原因有哪些？

妊娠后母亲体内的总水分会增加6～8 L，故孕妇会出现生理性水肿。但突发的严重水肿，特别是双手和面部水肿，是先兆子痫的重要征象，孕妇应立即就诊。另外，本身存在慢性肾脏病的患者在妊娠期间可能由于低蛋白血症、肾功能不全出现

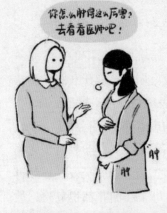

水肿，需要至肾内科就诊。

6. 什么是子痫和先兆子痫？有哪些注意事项？

子痫是妊高征的并发症之一，表现为不能用其他原因解释的抽搐。先兆子痫是特发于妊娠的全身综合征，指妊娠24周左右（美国的标准为妊娠20周后）新发的高血压、蛋白尿，孕妇可以伴有头痛、目眩、恶心、呕吐和上腹部不适等症状。大多数先兆子痫见于健康的初产妇，据报道，健康初产妇先兆子痫的发病率高达7.5%。若孕妇的一级亲属曾患先兆子痫，那么其出现重度子痫的风险将增加2～4倍。几种疾病与先兆子痫的风险增加有关，包括慢性高血压、糖尿病、肾脏病、肥胖和抗磷脂抗体综合征等。如果孕妇有先兆子痫家族史和前述几种疾病，需要密切注意自身血压并定期进行产检、尿常规等。对于先兆子痫的诊断，高血压定义为既往血压正常的女性妊娠20周后收缩压≥140 mmHg或舒张压≥90 mmHg，高血压应至少间隔4 h测量2次来确定。对孕产妇和胎儿来说，子痫和先兆子痫均是非常危险的情况，需要立即就诊于产科，由医师评估病情并决定是继续妊娠还是结束妊娠。

7. 什么是HELLP综合征？

"HELLP"是由溶血性贫血、肝氨基转移酶升高和血小板减少的英文首字母缩写而成。HELLP综合征是先兆子痫的严重形式，可在没有蛋白尿的情况下出现，主要表现为溶血性贫血、血小板减少（血小板计数＜100 000/μl）和肝损害（肝氨基转移酶水平为正常上限的2倍以上）。

8. 妊娠期慢性高血压和妊娠期高血压有什么区别？

妊娠期慢性高血压通常是指妊娠前有明确的高血压病史或妊娠20周前血压＞140/90 mmHg。与此相反，妊娠期高血压通常在妊娠20周后首次发现，且在分娩后消退。重度高血压（收缩压≥160 mmHg或舒张压≥105 mmHg）是降压治疗的明确指征，治疗的主要目的是预防卒中和心血管并发症。

9. 妊娠前期降压药物该如何调整？

计划妊娠的慢性高血压女性在受孕前应开始使用妊娠期安全的降压药物来控制血压。如果是非计划妊娠，应在受孕后尽快停用不适合的降压药物。慢性高血压女性妊娠后应密切监测血压，适当调整降压药物，并注意是否叠加先兆子痫。据报道，甲基多巴、拉贝洛尔、钙通道阻滞剂用于妊娠期似乎是安全的。血管紧张素转化酶抑制剂（多数命名为"＊＊普利"）和血管紧张素Ⅱ受体阻滞剂（多数命名为"＊＊沙坦"）被禁用于妊娠中、晚期，这2类药物会引起严重的胎儿畸形。

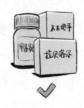

10. 哺乳期降压药物该如何应用？

关于哺乳期女性应用降压药物安全性的研究很少。一般情况下，妊娠期可安全使用的药物在哺乳期也可安全使用。甲基多巴、拉贝洛尔和普萘洛尔可作为一线用药。阿替洛尔和美托洛尔在乳汁中有聚集作用，利尿药会使乳汁生成减少，均应避免使用。血管紧张素转化酶抑制剂经乳汁排泄少，通常被认为用于哺乳期女性是安全的。研究最多的依那普利和卡托普利是哺乳期女性的首选药物。在以蛋白尿为主要表现的肾脏病女性中，分娩后应立即考虑再次使用血管紧张素转化酶抑制剂。

11. 什么是妊娠期急性肾损伤？

大部分妊娠期急性肾损伤是在高血压背景下发生的，包括妊娠期高血压、妊娠期慢性高血压或先兆子痫。大部分妊娠期急性肾损伤患者为轻症，具有自限性；需要透析治疗的急性肾损伤罕见。妊娠剧吐等肾前性氮质血症或严重的肾盂肾炎是妊娠期急性肾损伤的常见原因。妊娠期特有的情况，如先兆子痫、HELLP综合征等，也是急性肾损伤的常见原因。产科并发症，如脓毒性流产、围产期败血症和胎盘早剥等，与严重的急性肾小管坏死有关，少数情况下与双侧皮质坏死有关。双侧输尿管梗阻引起妊娠期急性肾损伤罕见。

12. 慢性肾炎/慢性肾脏病患者妊娠前需要做哪些准备？

慢性肾炎/慢性肾脏病女性患者若妊娠，出现母体肾功能急剧减退和胎儿围产期死亡的风险增加，应由产科和肾内科医师共同评估相关风险。幸运的是，有研究显示，肾功能仅轻度损害、血压正常且无蛋白尿的女性的预后良好，因妊娠进展为尿毒症的风险很低。妊娠前血清肌酐＞1.5 mg/dl的女性妊娠后肾功能减退风险开始增加；血清肌酐＞2 mg/dl的女性肾功能急剧减退的可能＞30%；血清肌酐＞2.5 mg/dl的女性超过70%出现早产，40%以上出现先兆子痫。狼疮性肾炎女性患者如果妊娠前狼疮仍处于活动状态，则发生早产的概率较高，建议将妊娠推迟到狼疮不活动后再妊娠。类固醇、硫唑嘌呤和羟氯喹可用于治疗妊娠期间狼疮性肾炎的活动，并治疗肾外狼疮症状。

13. 尿毒症透析患者妊娠面临哪些问题？

由于尿毒症引起下丘脑-垂体-性腺轴功能障碍，故接受透析的育龄期女性经常会出现月经失调、排卵停止和不孕。强化血液透析治疗（每周血液透析36 h以上）可以改善尿毒症女性患者的生育力。对于不期望妊娠的育龄期透析女性，避孕仍是重要的。长期透析治疗的女性如果已妊娠，大幅增加透析时间（血液透析≥20 h/周）似乎可以改善预后。尿毒症女性患者妊娠主要的胎儿不良结局有早产、胎膜早破和羊水过多等。目前，腹膜透析患者妊娠的资料有限。

14. 肾移植患者妊娠面临哪些问题？

接受透析治疗的尿毒症女性患者通常不孕，肾移植可以使约90%的育龄期女性性激素和生育力在6个月内恢复至正常水平，但肾移植术后短期内妊娠会增加排斥风险，一般建议女性在接受肾移植后1～2年再计划受孕。美国移植学会建议，如果肾移植女性患者考虑妊娠，前提是肾移植1年以上，目前接受稳定剂量的非致畸性免疫抑制剂治疗且肾功能正常（血清肌酐＜1.5 mg/dl，尿蛋白排泄＜500 mg/d），同时不伴胎毒性感染（如巨细胞病毒）、过去1年未发生排斥反应。尽管大多数肾移植后妊娠的孕产妇和胎儿均有较好的预后，但并非没有风险，且需要肾内科医师和产科医师进行密切监测和协作。

九、肿瘤与肾脏病

1. 为什么肿瘤会引起肾损害？

肿瘤可引起肾损害，常见的原因有：①肿瘤直接侵犯肾脏；②肾外肿瘤转移累及肾脏；③免疫机制导致肾损害；④肿瘤代谢异常引起肾损害；⑤肿瘤的治疗损害肾脏，如化疗药物的肾毒性、放疗的不良反应、单克隆抗体靶向药物对肾脏的损害等；⑥肿瘤晚期时，人体消耗过度，摄入不足引起的肾缺血性损害。

2. 哪些肿瘤可引起肿瘤相关肾损害？

引起肿瘤相关肾损害的肿瘤分为两大类，即血液系统肿瘤和恶性实体肿瘤。血液系统肿瘤如淋巴瘤、白血病、多发性骨髓瘤等都可引起肾损害。恶性实体肿瘤如肺癌、胃癌、乳腺癌、结肠癌等都可以引起肾损害。

血液系统肿瘤　　恶性实体肿瘤
淋巴瘤、白血病、多发性骨髓瘤等　　肺癌、胃癌、乳腺癌、结肠癌等

3. 淋巴瘤肾损害有哪些临床表现?

淋巴瘤是起源于淋巴造血系统的恶性肿瘤。淋巴瘤可以引起肾损害,既可以是淋巴瘤直接浸润到肾组织,表现为肾肿物、高血压、肾衰竭、蛋白尿和肉眼血尿;又可以是肿大的淋巴瘤压迫肾盂、输尿管而引起输尿管扩张和肾盂积水。淋巴瘤还可以引起肾小球疾病,表现为水肿、大量蛋白尿。如果做病理检查,可见不同的肾小球损害病理类型,其中霍奇金淋巴瘤的主要病理类型是肾小球微小病变,非霍奇金淋巴瘤的主要病理类型是膜增生性肾小球肾炎。

4. 白血病肾损害有哪些临床表现?

白血病引起的肾损害多为白血病细胞直接浸润或其代谢产物引起的肾损害,其也可通过免疫反应损害肾脏。白血病细胞浸润肾脏时绝大多数患者无症状,部分患者可出现血尿、白细胞尿等异常,极少数患者可出现急性肾衰竭、双肾明显肿大。白血病也可表现为肾小球疾病,多数为肾病综合征表现,经有效的化疗后,多数患者的肾脏可完全缓解。少数患者可见肾间质和肾小管损伤,表现为多尿、尿糖阳性,严重者会出现双肾增大、急性肾损伤。

5. 骨髓瘤肾病常见吗?

多发性骨髓瘤是恶性肿瘤,约占所有肿瘤的1%,约占血液系统恶性肿瘤的10%,发病率已超过急性白血病。骨髓瘤肾病在多发性骨髓瘤患者中相对常见,50%以上的多发性骨髓瘤患者会出现骨髓瘤肾病，而骨髓瘤肾病也是多发性骨髓瘤最常见和严重的并发症。

6. 骨髓瘤肾病有哪几种类型？

常见的骨髓瘤肾病有骨髓瘤管型肾病、肾淀粉样变性、轻链/重链沉积病等。导致肾损害类型不同的原因主要在于恶性浆细胞分泌的异常球蛋白的种类不同。

最常见的骨髓瘤肾损害类型是骨髓瘤管型肾病，是由于恶性浆细胞分泌的大量异常球蛋白与肾小管中的蛋白相结合后形成管型，造成肾小管梗阻、损伤，常表现为急性肾损伤，尿中没有明显的蛋白尿。

一部分多发性骨髓瘤肾病表现为肾淀粉样变性。多发性骨髓瘤患者恶变的浆细胞会持续分泌大量异常的球蛋白，经医学鉴定后发现导致本病的异常球蛋白多为λ轻链蛋白，这种蛋白会以一种β折叠的方式形成淀粉样蛋白，沉积到肾脏上，形成原纤维，可造成肾损害。在做肾脏病理检查时如果使用刚果红染料染色，就会发现这些沉积到肾脏上的淀粉样蛋白会被染成红色。肾淀粉样变性患者多表现为肾病综合征，即水肿、大量蛋白尿等。

一部分多发性骨髓瘤肾病表现为轻链沉积病，与原发性淀粉样变性的发生机制类似，只是此时浆细胞分泌的异常球蛋白又变换了"模样"，以κ轻链蛋白多见，其不发生折叠，而是直接沉积到组织中，与原发性淀粉样变性的不同点是沉积的蛋白不形成原纤维，呈颗粒样沉积，也不能被刚果红染料染红。轻链沉积病患者也可表现为肾病综合征，即水肿、

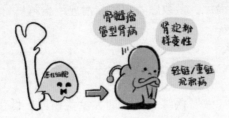

大量蛋白尿等。

7. 骨髓瘤肾病有哪些临床表现?

骨髓瘤肾病患者可以有骨髓瘤病变的表现,如骨痛、贫血、感染和高钙血症等;肾损害的主要表现有水肿、蛋白尿、肾小管功能障碍和肾衰竭等。如果患者出现上述表现,需要进一步检查,还需要行骨髓活组织检查。

8. 什么是恶性实体肿瘤肾损害?

从广义上讲,恶性实体肿瘤肾损害是指肿瘤直接侵犯肾脏、肿瘤代谢异常引起肾损害。从狭义上讲,恶性实体肿瘤肾损害是指由免疫机制导致的肾损害,又称副肿瘤性肾小球病。多种恶性实体肿瘤均可引起肾损害,但以肺癌、胃癌、乳腺癌、结肠癌等多见。

9. 恶性实体肿瘤肾损害该怎样治疗?

恶性实体肿瘤相关肾脏病的治疗以治疗肿瘤为主、治疗肾脏病为辅。对于呈肾病综合征表现者,可给予利尿、对症治疗;对于表现为肾衰竭者,可采取保护肾功能的措施,适时安排肾脏替代治疗。多数患者在肿瘤治愈或缓解后，肾损害可逐渐好转或消失。

10. 肿瘤会导致肾病综合征吗？

肿瘤会导致肾病综合征，即大量蛋白尿、低蛋白血症等。多发性骨髓瘤引起的肾淀粉样变性、轻链/重链沉积病，淋巴瘤、白血病导致的肾脏病，以及各种实体肿瘤导致的肾脏病，均可表现为肾病综合征。

11. 肿瘤相关肾损害好发于什么年龄？

肿瘤相关性肾损害多发生于中老年，提示对于中老年肿瘤患者，尤其要注意是否同时有肾损害情况，需要定期到医院检查尿常规、肾功能、电解质和肾脏 B 型超声等，可以早期发现肾损害，从而尽早治疗。同样，常用免疫抑制剂治疗的肾脏病患者也应定期检查，警惕肿瘤的发生。

12. 化疗药物会使肾脏发生损害吗？

多数化疗药物经肾脏代谢，会对肾脏造成损害。轻度损害可没有症状，检查时可见轻度蛋白尿、镜下血尿和血肌酐升高。严重损害可见少尿、血肌酐明显升高、急性肾衰竭，甚至需要血液透析治疗。

13. 为什么静脉滴注化疗药物时要嘱患者多饮水？

化疗药物多通过静脉滴注给药，并嘱患者多饮水。这是因为一些化疗药物是通过肾脏排泄的，如顺铂，如果其沉积于肾脏，易造成肾功能不全，而静脉滴注和多饮水可加速顺铂的排出，减少肾损害可能。

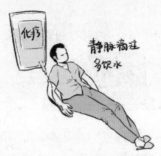

14. 肾血管平滑肌脂肪瘤是什么？

肾脏的良性肿瘤约占全部肾脏肿瘤的5%，多数肿瘤体积较小（直径<4 cm），临床症状不明显，很多患者都是在医院做影像学检查［如泌尿系统超声、计算机体层成像（computed tomography，CT）或磁共振成像（magnetic resonance imaging，MRI）］时意外发现的。临床最常见的肾良性肿瘤是肾血管平滑肌脂肪瘤，也称肾错构瘤。

肾血管平滑肌脂肪瘤是由异常增生的血管、平滑肌和脂肪组成的，不仅可发生在肾脏，还可以发生在脑、眼睛、心脏、肺、骨等部位。既往认为，肾血管平滑肌脂肪瘤是一种很少见的疾病。近年来，随着医学影像学的发展和人们对健康体检的重视，其检出率逐渐升高，临床上也较为常见。

15. 如何尽早发现肾癌？

肾脏在人体内的位置很深，一直被称为"沉默的器官"。80%的肾癌患者早期无明显症状。有症状的肾癌患者主要的症状是腰痛、血尿，当出现血尿时，往往表明肿瘤已侵犯肾盂，疾病已到晚期。另外，有些体型偏瘦、肿物较大的患者可在上腹部摸到肿物。近年来，随着影像学技术的发展，大多数肾癌患者可以通过定期体检早期发现疾病。无论有无症状，每年

做一次B型超声是简单、有效、经济的方法，一般直径约2 cm的肾肿瘤是能被B型超声发现的。目前，50%～60%的患者是通过定期体检发现肾癌的，患者可据此进一步检查。常用的影像学检查还包括腹部CT、腹部MRI等。

第五章

肾小管间质疾病

一、药物性肾损害

俗话说"凡药三分毒！"肾脏是人体排出代谢废物、化学物质和各种药物的重要器官，同时也是被以上物质攻击的器官。肾损害多不易被诊断。医师在临床工作中发现，部分没有明确原因的慢性肾脏病或尿毒症患者可能是药物导致的。因此，医师应重视药物的肾毒性，规范用药是预防药物相关性肾脏病的关键。

1. 发生药物性肾损害的原因？

（1）肾脏血流量丰富：每侧肾脏约有100万个肾小球，肾血流量占心输出量的20%～25%。按单位面积计算，肾脏是血流量最大的器官，因此大量的药物可进入肾脏。

（2）肾内毛细血管的表面积大：容易发生抗原-抗体复合物的沉积。

（3）排泄物浓度高：作用于肾小管表面的排泄物浓度高，这是由肾小管对血液的浓缩功能导致的。此外，近端小管对多种药物有分泌和重吸收作用，增加了药物与肾小管上皮细胞的作用机会。

（4）肾小管的代谢率高：在肾小管分泌和重吸收过程中，药物常集中于肾小管表面或细胞内，易导致药物性肾损害。

2. 哪些人群容易出现药物性肾损害？

（1）既往存在慢性肾脏病，尤其是已经出现肾功能不全者的患者。

（2）肾血流量不足或血流灌注不良，如低血压、腹泻、失血、水肿等患者。

（3）高龄患者可出现肾功能储备能力下降；合并多种疾病如糖尿病、动脉粥样硬化、高血压等均可致患者肾功能减退；肾脏处于慢性缺血、缺氧状态；免疫力下降容易发生感染性疾病。

既往存在慢性肾脏疾病

肾血流量不足或血流灌注不良

高龄患者

因复杂或慢性疾病同时联用多种药物者

（4）复杂或慢性疾病同时联用多种药物者。通常见于大手术、器官移植和危重症监护室的患者。

3. 药物引起的肾损害如何分类？

药物引起的肾损害主要分为2种，即急性间质性肾炎和急性肾损伤。

（1）急性间质性肾炎：药物性急性间质性肾炎由个体对某些药物的特异反应引起，常见的如镇痛药、抗感染药物等。急性间质性肾炎的症状包括恶心、呕吐、疲倦和皮疹。皮疹常呈平坦的红色小肿块，可发生于体表任何部位。尿液浑浊或呈红色。部分患者没有症状。肾穿刺活检（即采集肾组织标本进行病理检查）可帮助临床医师诊断。

（2）急性肾损伤：急性肾损伤是指肾脏发生急性损害，功能突然下降，严重时肾脏甚至停止工作。正常情况下，肾脏能过滤血液并去除体内废物和过多的盐和水等。"急性"指突然发作。急性肾损伤曾称急性肾衰竭。一些患者初期不会出现任何症状，在因其他原因接受血液检查后发现存在急性肾损伤。急性肾损伤的症状有：排尿减少或完全不排；尿中带血或尿液呈红色或棕色；肿胀，尤其是双腿或双足；恶心或呕吐；患者感觉无力或容易疲劳；行为混乱或行为举止异常；癫痫发作等。

4. 什么是抗生素肾损害？

（1）分类：抗生素是帮助人们对抗感染的药物，它们通过杀死体内的微生物来发挥作用。抗生素有许多不同的形式，包括片剂、胶囊、乳膏和液体制剂。常见引起抗生素肾损害的药物包括以下7类。

1）青霉素类药物：包括青霉素、氨苄西林、阿莫西林、甲氧西林、苯唑西林、美洛西林和哌拉西林等；青霉素类药物导致肾损害表现多种多样，但缺乏特异性表现，绝大部分患者肾脏损伤发生于用药2～3周，也可发生于用药1天至2个月，常表现为迅速出现的少尿型或非少尿型急性肾损伤。全身症状包括发热、皮疹和外周血嗜酸性粒细胞增高等。

2）头孢菌素类药物：第一代头孢菌素类药物中头孢噻啶的肾毒性最强，头孢噻吩、头孢唑林次之。第二代头孢菌素类药物所导致肾损害的主要表现为血尿、蛋白尿和肾功能不全，也可出现与青霉素类相似的全身表现，如皮疹、外周血嗜酸性粒细胞增高等。

3）氨基糖苷类药物：氨基糖苷类药物的肾毒性由大到小依次为新霉素、庆大霉素、妥布霉素、卡那霉素、阿米卡星、链霉素。用药剂量越大、疗程越长，肾毒性越强。患者可出现急性肾损伤，迅速出现少尿、血肌酐水平升高。

4）A组抗结核药物：A组抗结核药物即人们俗称的"沙星类药物"，包括环丙沙星、左氧氟沙星、莫西沙星和加替沙星等。这些药物可以引起急性间质性肾炎。还有些"沙星类药物"为两性化合物，可形成晶体盐，阻塞肾小管，严重时造成急性肾损伤。

5）多肽类抗生素：包括多黏菌素类、杆菌肽类和万古霉素。其中万古霉素在临床中使用最广泛，导致不良反应也不少见。万古霉素以肾毒性和耳毒性最为常见。

6）磺胺类药物：磺胺类药物可引起过敏反应，导致过敏性间质性肾炎；磺胺结晶可直接导致肾损伤。磺胺类药物主要经肾小球滤过而经肾小管排出，在尿中的含量高，如果尿量少则易形成结晶，产生局部刺激和梗阻性损害。应用磺胺类药物时应增加水的摄入量，必要时可以口服碳酸氢钠以碱化尿溶液，增加药物的溶解度，避免结晶形成。磺胺类药物可引起溶血性贫血，多见于新生儿和小儿。服药后可发生血红蛋白尿，直接损伤肾小管，或形成血红蛋白管型，阻塞肾小管管腔。重者可导致急性肾损伤，故新生儿、婴幼儿慎用或禁用磺胺类药物。

7）多烯类抗生素：包含制霉菌素、两性霉素B。研究表明，80%以上的患者应用两性霉素B过程中会发生不良反应，表现为肾功能损害、多尿、低钾和低镁血症等。

（2）临床表现

1）肾小管损害：轻者只表现蛋白尿、管型尿、白细胞尿，肾小管轻度受损。重者可发生少尿、血肌酐升高、酸中毒等急性肾小管坏死的表现。

2）间质性肾炎：主要是免疫反应对肾间质损害。患者表现为发热、皮疹、嗜酸性粒细胞增多，尿液检查可见白细胞、管型、血尿，以及肾浓缩功能减退等，严重者出现肾衰竭。

3）过敏性肾小球损害：表现为血尿、蛋白尿、红细胞管型、高血压等，肾功能有不同程度损害。

4）晶体性肾病：又称结晶性肾病，药物在肾小管、泌尿道结晶，造成阻塞性肾病，临床表现为血尿、少尿、绞痛或急性肾衰竭。

（3）预防：预防抗生素肾损害关键在于提高人们对各种抗生素不良反应的认识。曾有药物过敏史的患者在就诊时，一定要告知医师，避免使用该类药物。纠正可能导致肾损害发生的相关原因，评估肾功能给予相应方案调整、进行药物更换或减量。在必须使用有直接肾毒性的抗生素时，应通过调整给药间隔或剂量、合理治疗疗程、多饮水等方式减轻药物对肾脏的影响，同时在用药过程中，须密切监测肾功能的变化。

（4）治疗：一旦发生抗生素肾损害，其主要治疗措施为立即停用可疑药物并积极治疗相应并发症，同时给予支持治疗。对于发生严重急性肾损伤的患者，应及时开展血液透析等治疗。

5. 什么是解热镇痛药肾损害？服用解热镇痛药可导致急性肾衰竭吗？

病例展示

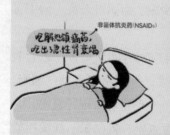

63岁的黄大爷感冒了，便自己到药店买了1盒布洛芬。药品说明书上提示每天口服1粒，但黄大爷感觉自己症状比较重，认为加大药量会好得更快，于是睡前一次口服2粒。第2天起床后，黄大爷感觉症状有所缓解，又口服1粒"巩固疗效"。但令人没想到的是，吃完药没多久黄大爷就感觉恶心、乏力、排尿困难。于是黄大爷去医院就诊，经过检查，黄大爷被确诊为急性肾衰竭，且伴有横纹肌溶解综合征。

是不是只有布洛芬这一种非甾体抗炎药会导致急性肾衰竭？不是的，其实，我们日常吃的感冒药，如复方盐酸伪麻黄碱缓释胶囊（康泰克）、感冒灵颗粒等，都含有非甾体抗炎药（nonsteroidal anti- inflammatory drugs，NSAIDs）。还有一些具有解热、镇痛作用的药物，如吲哚美辛、阿司匹林、尼美舒利等都可能导致急性肾衰竭。

解热镇痛药即非甾体抗炎药（NSAIDs），是常用药物类型之一，可缓解疼痛和减轻炎症。NSAIDs可缓解患有持续性疼痛的疾病（如关节炎）患者的症状，还可加快患者在受伤后的愈合速度。然而，NSAIDs本身也可引起不良反应，故须尽量降低剂量和缩短使用时间。多种NSAIDs均为非处方药，包括阿司匹林、布洛芬和萘普生。

NSAIDs可引起不同形式的肾损伤，如急性肾损伤；电解质和酸碱失衡；急性间质性肾炎，可能伴有肾病综合征；肾乳头坏死和慢性镇痛药性肾病。在NSAIDs使用者中，肾脏发生不良反应的概率为1%～5%。临床上使用NSAIDs的患者数量大，每年有超过7000万次处方和300亿次非处方用药，即每年有超过250万患者可能出现肾损伤事件。

（1）NSAIDs诱导性急性肾损伤

1）病因：①合并慢性肾脏病等基础疾病；②过度利尿、呕吐或腹泻导致的容量不足；③合并心力衰竭；④肾病综合征或肝硬化引起的容量不足。某些药物可增加NSAIDs导致的急性肾损伤的风险，包括利尿药、消水肿药、"沙坦"类治疗高血压的药物等。在老年慢性疾病患者中，与未长期使用NSAIDs者相比，NSAIDs使用者发生肾功能减退的风险高，且剂量越大，该风险越高。

2）临床表现：患者一般表现为血肌酐升高，通常是在评估其他问题时偶然发现。血肌酐升高通常发生在用药后3～7天，不过其他时间也可发生血肌酐升高。尿液分析通常无明显血尿和蛋白尿。患者可能出现低水平蛋白尿（<500 mg/d），而大量蛋白尿（即>1 g/d）并不常见。

（2）解热镇痛药引起的慢性间质性肾炎

1）病因：20世纪50年代初，人们发现非麻醉性镇痛药与肾脏病有关。镇痛药性肾病是一种慢性肾脏病，是由长期过量使用复方镇痛药引起，如应用含阿司匹林、安替比林、非那西丁、对乙酰氨基酚、水杨胺、咖啡因和（或）可待因的各种复方制剂。

2）临床表现：多数典型镇痛药性肾病患者的年龄大于45岁，通常无症状。多数患者是通过实验室检查时偶然发现本病，例如，有些患者因需外科手术住院，手术前行常规检查时发现异常（血肌酐升高或尿液分析结果异常）。大多数患者无泌尿道相关症状，但可能发生腰痛或血尿。患者通常有镇痛药用药史和反复头痛或腰部疼痛等慢性疼痛病史。其他常见问题包括躯体不适和无力等症状，以及与阿司匹林和（或）NSAIDs有关的消化性溃疡病史。

肾脏病的进程取决于就诊时肾损伤的严重程度，以及是否停止使用镇痛药物。如果继续使用镇痛药，肾功能会持续减退。有报道显示，继续使用镇痛药的患者死亡或进入终末期尿毒症的风险将增高至6倍。

慢性镇痛药性肾病的临床表现主要包括血肌酐升高，尿液检查提示血尿或无菌性脓尿。蛋白尿较少见，表现为轻度蛋白尿（<1.5 g/24 h）。中、晚期患者常出现严重贫血。肾脏超声检查和CT可见典型影像学特征，如肾脏缩小，累及肾乳头的钙化，轮廓不规则或呈锯齿状。

慢性镇痛药性肾病多为排除性诊断，即患者有长期镇痛药使用史，且已通过检查排除其他病因。血肌酐缓慢升高、微量蛋白尿，且尿液分析无明显异形红细胞和细胞管型的患者中，如果有长期镇痛药应用史通常提示本病。肾脏CT扫描有较高的诊断价值，慢性镇痛药性肾病的CT诊断标准为双侧肾体积缩小、肾轮廓不规则或呈"锯齿状"，以及双侧肾乳头钙化，即缩小、锯齿状、钙化性肾。这些表现有别于其他慢性间质性肾病。由于解热镇痛药可引起急性、慢性肾损伤，故应用此类药物时要慎重，不能随意使用镇痛药。

6. 什么是中草药相关性肾损害？

中草药一向被人们认为不良反应少、使用安全，但有些中草药可引起肾损害。中草药的肾损害机制尚不清楚，使用同一种中草药制剂的患者中只有部分患者发生肾脏病，这导致临床医师常难以判断。其他影响因素包括毒素剂量、不同批次中的毒素含量差异、毒素代谢的个体差异，以及遗传因素决定的肾毒性和致癌作用的易感性。

临床中含马兜铃酸草药所致肾脏病最为常见，其由马兜铃酸暴露引起。马兜铃酸是在马兜铃科植物中发现的一类化合物，马兜铃科植物包括马兜铃属和细辛属，在中草药中非常常见，关木通是最常见的引起肾损害的马兜铃料植物。

（1）临床表现

1）肾小管间质病变、功能异常。中草药相关性肾损害最常见的临床表现为肾小管间质病变或功能异常，中药相关急性肾衰竭患者常急性起病，其共同特点是用药后数天或数周出现急性肾损伤，伴有不同程度的尿量异常，一部分为少尿，另一部分呈多尿或夜尿明显增多。多数患者有乏力、食欲减少等非特异性症状和恶心、呕吐、腹痛、腹泻等消化道症状。

2）部分患者还可出现药疹、药物热和关节痛等症状。

3）尿液检查可出现糖尿、氨基酸尿、尿碳酸氢盐排出增多、尿酸排泄分数增高、电解质排出异常等。

4）部分患者夜尿增多可伴有贫血，血肌酐升高，肝功能和凝血功能异常等。

（2）治疗：目前尚无治疗中草药相关性肾损害的有效疗法。有些研究显示，激素类药物或许可延缓肾功能减退的速度。

（3）预后：肾功能的下降速度常快于其他类型的间质性肾炎。

综上所述，中草药也可产生肾损害，故要改变以往"中药无毒"的看法。请记住"中草药也会伤肾，不能随意服用"。

7. 什么是抑制胃酸药肾损害？

抑制胃酸药就是人们通常所说的"拉唑类"药物［质子泵抑制剂（proton pump inhibitor, PPI）］。PPI主要包括奥美拉唑、泮托拉唑等，是全球广泛使用的药物之一，用于治疗胃食管反流、胃十二指肠溃疡、慢性胃炎等有反酸、嗳气、上腹痛等症

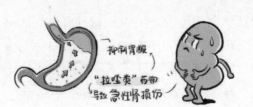

状的患者。PPI引起的肾脏病即为抑制胃酸药肾损害。

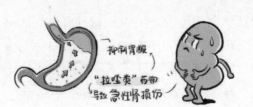

病例展示

　　张大爷，60岁，因"入院前1周感到乏力、腰部酸胀感"就诊。查尿蛋白（＋），血肌酐高达256 μmol/L，超过正常标准3倍，以"急性肾损伤"收入院。

　　张大爷说："以前身体很好的，肾怎么就出问题了？"详细询问张大爷后发现其病史和家族史均无异常。其主诉血糖、血压、血脂均正常，也未曾用过肾毒性药物，有反酸、胃痛的"老毛病"，经常自行服用治胃药物。1个月前"老毛病"又犯了，遂去药店购买了"拉唑类"抑制胃酸分泌的药物，服药后反酸、胃痛得到缓解。在经过激素和辅助治疗后，张大爷的血肌酐逐渐恢复至正常，尿蛋白消失，病情好转出院。

　　多个报道已经表明，PPI可诱发急性间质性肾炎。从开始使用PPI到确诊为急性间质性肾炎的时间差异较大，从1周至9个月，多见于10~11周。由于患者经常停用PPI，且PPI相关急性间质性肾炎的症状较少，故难以确定应用PPI与急性间质性肾炎的时间关系。

　　随着PPI的广泛应用，PPI引起的肾脏不良反应逐渐受到关注。据相关数据统计，全球由于PPI的不合理使用造成的急性肾损伤病例为0.3亿～0.9亿，慢性肾脏病病例为9.9万～24.4万，还有大量PPI相关肾脏病患者尚未被发现，若反复发作可导致慢性肾脏病。另外还发现使用PPI可增加新发慢性肾脏病、慢性肾脏病进展和终末期肾病的风险。然而，其致病原因尚不清楚，还需要进一步研究以更好地阐明使用PPI与发生慢性肾脏病和慢性肾脏病恶化的病因关系。

　　PPI引起急性间质性肾炎可使血肌酐升高，也可表现为皮疹和嗜酸性粒细胞增多，但临床不如抗生素相关急性间质性肾炎常见。尿沉渣检查可出现白细胞、嗜酸性粒细胞和白细胞管型；蛋白尿程度各异，轻者可无或仅有轻微的蛋白尿。PPI引起急性间质性肾炎，与其他药物诱导的急性间质性肾炎症状相似，并无剂量依赖性。第二次使用相同或相关PPI药物时可出现病情复发或加重。有报道发现，PPI引起相关急性间质性肾炎的肾功能减退程度不如抗生素相关肾损害严重，但前者在治疗6个月时恢复的可能性更低。

　　由于PPI可引起各种不同类型的肾损害，故无论是医师还是患者，都应重视PPI引起的相关肾脏病。

8. 什么是化学治疗药物相关肾损害？

　　众所周知，恶性肿瘤的治疗方法包括手术、放射治疗、化学治疗和免疫疗法，常为综合治疗。化学治疗时因肿瘤性质不同、患者不同而对于有效性、预后、生活质量和不良反应做综合考虑。当有根治希望时，即使化学治疗的不良反应为肾损害等，也会进行强化治疗。若不以治愈为目的，而以延长生命或为缓解症状为目的，则化学治疗药的使用方法不同。化学治疗药的应用未达到疗程则完全没有治疗的意义，故要绝对避免。在进行化学治疗时，医师须熟知包括肾损害在内的药物不良反应。此外，应对化学治疗前患者的基础肾功能进行评估。

50%以上抗肿瘤药物可出现不同程度、不同特点的肾损害，60%的肿瘤患者合并不同程度基础肾功能损害，抗肿瘤药物肾损害不容忽视。由于目前仍缺少有效治疗手段，故做好保护预案至关重要，在化学治疗前正确评估肾功能，须关注易感因素和加重因素。

（1）化学治疗药物的肾脏代谢：大部分药物通过肝或肾代谢并排泄，化学治疗药物也不例外。从肾的药代动力学来看，药物或其代谢物从肾小球滤过至尿中，有部分物质与蛋白结合后分子量较大不能被肾小球滤过，而从肾小管排至尿中。肾小球滤过的药物与药物性质（分子量和电荷）、肾小球滤过率存在依赖性。药物在肾小管经过代谢被排出时，以原型或代谢产物通过肾小管侧基底膜转运体进入细胞代谢，通过管腔膜转运体排至尿中。药物说明书会标明药物是经肝代谢还是经肾代谢，但尚不能明确药物是经肾小球滤过还是从肾小管排出。期待将来能明确各种药物肾脏代谢的详细动态。

（2）化学治疗药物相关肾损害：化学治疗药物引起肾损害的发生机制为具有细胞毒性的药物在肾小管代谢时，或经过肾小球滤过的药物在管腔一侧损害了肾小管，此外还有其他多个机制参与。化学治疗药物肾损害的常见风险因素和肾损害的类型见表5-1和表5-2。

表 5-1　化学治疗药物相关肾损害的风险因素

患者因素
年龄和性别
急性或慢性肾脏病
有效循环血容量不足
肾小球滤过率下降
近端肾小管再吸收增加
远端管状尿流速缓慢

代谢紊乱
低钾血症、低镁血症
低钙血症或高钙血症
尿液 pH 呈碱性或酸性

基因
增加对药物的过敏反应
有利于药物/毒素毒性
肝脏和肾脏的细胞色素 P450 酶系统基因突变
转运蛋白和肾脏转运蛋白的基因突变

肾脏处理药物能力
血液(和药物)肾脏高输送率
肾脏微环境相对低氧
肾髓质和间质药物/毒素高浓度
物质向生物活性转化引起氧化应激
髓袢肾小管细胞高代谢率
近端肾小管摄取毒素
肾小管顶部通过内吞作用或其他途径处理药物
基底外侧管状转运（通过有机阴离子和有机阳离子转运）

药物本身毒性
高剂量药物/毒素暴露和延长疗程
不溶性药物或代谢物在管腔内形成晶体
直接肾毒性作用
联合用药可增强肾毒性
应用非甾体抗炎药，氨基糖苷类抗生素，对比剂

注：pH. 酸碱值

表 5-2　肾损害的类型

肾损害类型	症状	药物
肾小管	范科尼综合征	顺铂，异环磷酰胺，阿扎西替丁，亚丝醌，伊马替尼，吉非替尼
	失盐	顺铂，阿扎西替丁
	失镁	顺铂，西妥昔单抗，帕尼妥昔单抗
	肾性尿崩症	顺铂，异环磷酰胺
	抗利尿激素分泌过多综合征	环磷酰胺，长春新碱
急性肾损伤	肾前损伤（毛细血管渗漏综合征）	白介素 -2，银白素二噁英
	急性肾小管坏死	铂类，唑来膦酸，异环磷酰胺，光辉霉素，伊马替尼，喷司他汀
	晶体性肾病	甲氨蝶呤（methotrexate，MTX）
	血栓性微血管病	丝裂霉素 C，吉西他滨
肾炎/肾病综合征	血栓性微血管病	抗血管生成药物，丝裂霉素 C，吉西他滨
	微小病变	干扰素，磷酸盐
	局灶性节段性肾小球硬化	干扰素，磷酸盐
慢性肾衰竭	慢性间质性肾病	卡莫司汀，洛莫司汀，链脲佐菌素，顺铂，甲氨蝶呤
	球性硬化	卡莫司汀，洛莫司汀，链脲佐菌素

（3）常见抗肿瘤药物肾毒性的特点和防治

1）肿瘤溶解综合征

A. 肿瘤溶解综合征的特点：不是由化学治疗药物的直接作用引起的，而是放化疗过程中由肿瘤细胞破坏产物、高尿酸血症、电解质紊乱导致的肾损害。

B. 肿瘤溶解综合征的防治：对于高危患者，治疗前乳酸脱氢酶、血尿酸水平较高，存在脱水、血容量不足、尿少或酸性尿、肾功能不全者，先用小剂量化学治疗逐步降低肿瘤负荷，同时水化治疗、碱化尿液。尿液含磷浓度过高时，应避免过度碱化尿液，尿 pH＝6.8 较合适。尿 pH＞7.0 时，磷酸盐易沉积于肾脏。血液净化治疗可迅速降低血尿酸、血高黄嘌呤和磷水平，恢复肾功能。

2）烷化剂

A. 环磷酰胺肾毒性的特点：环磷酰胺肾毒性表现为膀胱急性出血和慢性纤维化。膀胱急性出血发生率较低，但若发生，其中 40% 的病例病情严重，多数患者停药后 2～3 周可自发恢复。慢性病变为膀胱纤维化，部分出现膀胱挛缩，严重时致尿路梗阻和缓慢进展性肾盂积水，可诱发膀胱癌和肾盂癌。环磷酰胺和异环磷酰胺有交叉耐药性，即一种有耐药性时另一种有时有效。有研究显示，环磷酰胺有 13%、异环磷酰胺有 40% 以原型经肾脏排泄。异环磷酰胺血药浓度维持时间长，组织内药物浓度高。

B. 环磷酰胺肾毒性的防治：首先应正确把握药物剂量和调整剂量；注意水化，尿量维持在 2～3 L/d，尿液呈酸性时易造成损害，故可以应用碳酸氢钠使尿液碱化，与丙烯醛结合使之失活。口服乙酰半胱氨酸或静脉应用巯乙磺酸钠，其可结合丙烯醛而保护膀胱黏膜；经膀胱镜检查出血性膀胱炎时，一旦发现毛细血管扩张应及时停药，否则易发展为膀胱纤维化。

3）铂类化合物

A. 顺铂肾毒性的特点：铂类化合物包括顺铂、卡铂、碳铂、奥沙利铂和奈达铂等，均属于细胞周期非特异性药物，破坏增殖细胞 DNA 结构。顺铂及其代谢产物主要经肾脏排泄，其在肾脏的浓度最高，肾小管上皮细胞内浓度是外液的5倍以上，因而顺铂的肾毒性最大。第2代铂类化合物（碳铂）、第3代铂类化合物（奥沙利铂）肾毒性较小。顺铂会诱导肾小管功能损害和非少尿型急性肾衰竭，多发生在用药后3～5天。顺铂80%以原型从肾脏排泄，5天内有27%～43%排泄出体外，蛋白结合率为90%，有异常蛋白血症、肾衰竭等时血浆蛋白组成发生变化，结合率也随之变化。铂类化合物引起的肾损害呈剂量依赖性，通常表现为肾小管间质性肾炎，导致近曲小管末端坏死和远曲小管、集合管的细胞凋亡。抑制髓袢升支和远曲小管镁的再吸收，易引起低镁血症。氧化应激也是肾小管损害的因素。

B. 顺铂肾毒性的防治：①顺铂剂量，一般不超过120 mg/m^2。②充分水化，顺铂化学治疗前12 h和化学治疗后2天，基于氯化钠水化，维持尿量>100 ml/h。③慎用利尿药，尤其是噻嗪类利尿药，因其会加重肾小管上皮细胞损害和镁的丢失；应用甘露醇利尿时须在大量补液情况下使用。④化学治疗前应评价肾功能，存在基础肾功能不全患者应慎用顺铂。⑤化学治疗后密切监测肾功能，化学治疗3～7天密切监测血肌酐，出现急性肾损伤应暂停应用顺铂。⑥给予肾毒性特效解毒药，阿米福汀（氨磷汀）是有机硫化磷酸化合物，是唯一被美国食品药品监督管理局（FDA）批准用于减少顺铂等化学治疗药物肾毒性的药物，可以清除活性氧，促进DNA修复。⑦给予其他抗氧化剂，如N-乙酰半胱氨酸、维生素E、谷胱甘肽、甘氨酸等。⑧发生急性肾小管坏死时，应给予对症支持治疗，监测电解质，必要时行透析治疗。⑨对于低镁血症，给予针对性补镁治疗。

4）抗代谢药

A. 甲氨蝶呤（MTX）的肾毒性特点：使用大剂量MTX（$>1\ g/m^2$）进行化学治疗时可能会出现肾损伤，毒性机制为沉积的MTX对肾小管直接损失。MTX及其代谢产物7-羟基甲氨蝶呤沉积于远端肾单位引起肾内阻塞，酸性尿液、容量不足、高MTX浓度可增加MTX在肾小管内沉积。研究显示，大剂量MTX化学治疗时急性肾损伤的发生率约为1.8%，通常具有可逆性。5-氟尿嘧啶（5-fluorouracil，5-FU）转变为氟尿嘧啶脱氧核苷，可阻断尿嘧啶脱氧核苷转变为胸腺嘧啶脱氧核苷，影响DNA合成。5-FU与其他药物，如丝裂霉素、顺铂等合用时易出现肾损害。肾脏病理改变为肾小动脉纤维素样坏死、动脉内膜增厚、肾小管萎缩和肾脏间质纤维化。临床表现为急性肾小管坏死（acute tubular necrosis，ATN）或血栓微血管病（thrombotic micro-angiopathy，TMA），通常具有可逆性。

B. MTX肾毒性的防治：①充分补液，保证充足尿量（$>$ 100 ml/h）；②碱化尿液，有必要应用碳酸氢钠或乙酰唑胺使尿液碱化（尿pH$>$7.0）；③若达到中毒阈则应用甲酰四氢叶酸（叶酸的活性型衍生物）解救正常细胞；④急性肾损伤时可采用阳离子树脂进行血液灌流。

5）抗肿瘤药物肾毒性的防治

A. 正确掌握用药剂量、严格控制累积剂量是减少和防止肾损害的重要措施。

B. 化学治疗前需检测和评估肾功能，根据肾小球滤过率（glomerular filtration rate，GFR）对这些抗肿瘤药的剂量进行调整，防止毒性反应的发生。

C. 避免联合应用具有肾毒性的药物。

D. 解除尿路梗阻，防止低血容量状态。

E. 纠正容量不足，合理水化和碱化尿液：应用大剂量MTX进行化学治疗时使用等渗碳酸氢钠（$NaHCO_3$）碱化尿液；中～大剂量顺铂化学治疗时，等渗或高渗盐水水化。

F. 使用解毒药物：阿米福汀（氨磷汀）、硫代硫酸钠、亚叶酸钙。

G. 及时清除药物：血液透析，如大剂量MTX中毒。

H. 血浆置换、生物制剂：治疗药物相关TMA。

9. 什么是生物制剂相关肾损害？

随着医学的发展，各种生物制剂已广泛应用于肿瘤、自身免疫性疾病等。在生物制剂的应用过程中，部分患者出现了蛋白尿、高血压、肾功能不全等肾损害的表现，故需重视生物制剂相关肾损害。

（1）定义：生物制剂是指用微生物（细菌、立克次体、病毒等）及其代谢产物有效抗原成分、动物毒素、人或动物的血液或组织等加工而成作为预防、治疗、诊断相应传染病或其他有关疾病的生物制品，包括抗体、疫苗、激素、免疫球蛋白等。其中单克隆抗体是目前生物制剂在临床应用越来越广泛的代表。

（2）临床表现

1）蛋白尿：蛋白尿是生物制剂相关肾损害常见的表现之一。出现蛋白尿的患者可有尿中泡沫增多、水肿等表现，也可无任何不适。有报道显示，使用干扰素α可引起20%的患者出现蛋白尿，大多数为轻至中度的蛋白尿，也可以引起大量蛋白尿。而一项meta分析显示，包含各种靶向血管内皮生长因子（vascular endothelial growth factor，VEGF）及其受体（vascular endothelial growth factor receptor，VEGFR）的药物蛋白尿发生率为18.7%，其中大量蛋白尿发生率为2.4%。另一项meta分析显示，接受低剂量贝伐单抗治疗者蛋白尿发生率为21%～41%，接受高剂量治疗者蛋白尿发生率为22%～63%。

2）高血压：靶向VEGF和VEGFR的药物引起的肾损害除表现为蛋白尿外，也可以出现高血压。对贝伐单抗进行的一项meta分析显示，高血压发生率为23.6%［高血压（3～4级）发生率为7.9%］。而关于舒尼替尼的一项meta分析显示，高血压的发生率为21.6%，重度高血压的发生率为6.8%。有的高血压的患者可无临床表现，也可出现头晕、头痛等不适。

3）肾功能异常：20世纪60、70年代，先后有学者报道，接种三联（白喉-百日咳-破伤风）疫苗、伤寒疫苗、霍乱疫苗可引起急性肾损伤。1992—1998年，法国出现了49例输注免疫球蛋白引起的急性肾损伤，其中80%的患者在输注免疫球蛋白后8 h至8天出现血肌酐显著上升、少尿，34%患者需要血液透析治疗。而关于舒尼替尼的一项meta分析显示，肾功能不全在肾细胞癌患者中的发生率为65.6%，在胃肠道肿瘤中的发生率为12.4%。此外，人粒细胞集落刺激因子、利妥昔单抗、英夫利昔单抗、白介素-2等在临床应用中也有发生急性肾损伤的相关报道。

4）其他：如应用英夫利昔单抗后有左肾动脉狭窄的报道等。

（3）防治

1）在应用生物制剂前检测尿蛋白、肾功能，测量血压，并在随访过程中定期复查。

2）高血压患者在应用生物制剂前充分控制血压。有明确的心血管病病史，如心力衰竭、冠状动脉粥样硬化性心脏病等患者应慎用靶向VEGF和VEGFR的药物，尤其NYHA分期Ⅲ～Ⅳ级心力衰竭患者不应使用该类药物。

3）正确掌握用药剂量，严格控制累积剂量是减少和防止肾损害的重要措施。

4）避免联合应用具有肾毒性的药物。

5）一旦出现生物制剂相关的肾损害，应及时到肾内科专科就诊，根据情况停用相关药物，给予相应的降血压、激素、血液透析、血浆置换等治疗。

10.　什么是对比剂肾损害?

（1）对比剂定义：在人体器官和结构缺乏自然对比的情况下人为地将某种物质引入器官内部或其周围，以增加对比，引入的对比物质被称为对比剂。

（2）对比剂的种类

1）阳性对比剂：硫酸钡和碘剂，其中碘剂可分为无机碘化物（碘化钠）、有机碘化物（分为经肾脏排泄-泛影葡胺、欧乃派克，经肝脏排泄-口服的碘番酸，以及静脉注射的胆影葡胺）和油脂类对比剂（碘化油）。

2）阴性对比剂：空气、二氧化碳和氧气。

（3）对比剂的渗透性

1）高渗性：2000 mOsm/（kg·H_2O），如泛影葡胺1940。

2）低渗性：600～900 mOsm/（kg·H_2O），如欧乃派克

844、优维显744。

3）等渗性：280～320 mOsm/（kg·H$_2$O），与血浆等渗，如威视派克290。

（4）对比剂应用范围：主要用于血管造影、尿路造影、增强CT等。

（5）对比剂肾病诊断标准：血管内注射对比剂后3天内出现肾损害，血肌酐升高＞44 μmol/L（0.5 mg/dl）或比基础值高25%，同时需排除其他原因。

（6）危险因素

1）与患者有关的危险因素：糖尿病、高血压、脱水、充血性心力衰竭、近期心肌梗死病史、年龄＞70岁、合并使用肾毒性药物、已知或可疑急性肾衰竭。

对比剂肾损害的危险因素

2）与操作有关的相关因素：动脉注射对比剂、使用高渗对比剂、使用大剂量对比剂、在数天内多次使用对比剂。

（7）临床表现

1）多表现为非少尿型急性肾功能损害，血肌酐通常在使用对比剂后24～48 h升高，其峰值出现在3～5天，7～10天恢复至原水平。

2）部分可出现一过性尿检异常：少量蛋白尿、管型、尿酶升高、尿钠排泄增加、肾性糖尿、尿渗透压下降。

（8）预防

1）全面评价危险因素。

2）选用非离子型、低渗或等渗对比剂，对高危患者避免使用高渗对比剂以减少对比剂肾病的发生。

3）尽量减少对比剂用量。

4）充分水化，增加尿量，加速对比剂排泄，应用生理盐水、碳酸氢钠。

5）药物干预，应用他汀类药、抗坏血酸。

6）使用对比剂前停用潜在肾损害性药物，如非甾体抗炎药、呋塞米、他克莫司、环孢素A、二甲双胍、万古霉素、氨基糖苷类抗生素。

7）使用对比剂前、后动态观察肾功能。

二、环境与职业毒物引起的肾损害

1. 哪些属于环境引起的肾损害？

全球高达22%的疾病负担和23%的死亡是由环境污染导致。这些环境污染物质可通过口服、吸入或经皮途径进入人体，对心、肺、肾等重要器官造成严重损害。以往人们更多地关注环境毒物对肺和心血管系统的影响，但肾脏作为人体最强大的排毒器官，尤其易受到环境污染物毒性效应的影响。环境和职业暴露于污染物仍然是全世界范围内肾脏病的主要原因，尤其是在发展中国家。

以下是生活中能引起肾脏病的5类常见环境毒物，了解这些有助于人们采取防护措施或避免接触。

（1）重金属类毒物：重金属是指比重在5以上的金属元素，约有40多种。目前发现可引起肾脏病或导致肾脏病进展的重金属主要包括镉、汞、铅和无机砷及其化合物。

1）镉：镉暴露主要源于受污染的食物、吸烟或职业暴露，如金属的冶炼，磷肥的制造和使用，化石燃料的燃烧、垃圾的焚烧和处理，镉被释放到土壤、水和空气中，从而污染食物、饮用水和环境空气，或通过烟草、烟雾直接或间接进入人体。许多常见物品中都含有镉，如金属物品、香烟、油漆、电池、肥料、在含镉的土壤中生长的食物等。矿山、熔炉和生产电池等产品的工厂附近的空气中含有高浓度镉。镉可通过呼吸道吸入和胃肠道摄入。吸烟者体内的镉负担约是不吸烟者的2倍。日本曾有报道，在1950年和1960年，镉污染地区居民因长期食用和饮用被镉污染的水和稻米引起环境性镉中毒。镉中毒临床表现除肾脏病外，还可表现为骨质疏松引起的全身性骨痛。

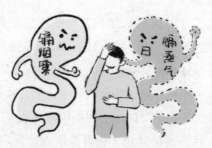

2）汞：汞是一种具有毒性的重金属液体，在大气、土壤和水中均有分布。氯碱、塑料、电池、电子等工业排放的废水，以及来自医疗机构的废旧医疗器械，如体温计、水银血压

计等，均可造成汞污染。人体通过被污染的饮用水、食物、某些中药摄入过量汞，在生产活动过程中可经呼吸道吸入汞蒸气或汞化合物粉尘，某些化妆品尤其是美白护肤品中超过标准量的汞可透过皮肤侵入人体，对人体产生不利影响。

3）铅：铅污染的来源有以下4个：①由冶炼、制造和使用铅制品的工矿企业，尤其是来自有色金属冶炼过程中所排出的含铅废水、废气和废渣；②汽车排出的含铅废气，当空气中铅烟尘达到一定浓度，经消化道、呼吸道等途径吸收后，通过肾脏和肠道排出体外；③日常生活中人体铅暴露主要是饮用陈旧铅管道中的水；④工作中铅暴露主要是来自铅制品制造和电池回收。当人体长期暴露于过量的铅污染的环境中，可造成肾损害。

4）无机砷及其化合物：主要通过合金冶炼、农药、医药、颜料工业等方面掺杂于原料、废渣、半成品和成品中，从而污染空气、食物，进而通过呼吸道、皮肤和消化道进入人体，造成急性或慢性的砷中毒，而有机砷通常被认为是无害的，因为人体细胞很难吸收有机砷。

（2）空气污染：世界卫生组织于2015年公布，全世界每年有800万人死于空气污染，空气污染对人群健康的影响在东亚和东南亚地区最为显著。即使在美国，10%～13%的慢性肾脏病由空气污染导致。已发现引起或加重肾脏病的主要空气污染成分是PM2.5。PM2.5是指空气动力学直径＜2.5 μm的颗粒物质，主要是由煤、汽油和柴油等燃料燃烧产生的固体颗粒。在大城市中，大部分颗粒物质的产生来自道路交通和工业燃料的燃烧。肾脏病领域权威专家侯凡凡院士及其团队分析了2004—2014年，我国282座城市、938所医院的71 151例肾穿刺活检病理检查结果和患者临床信息，发现我国膜性肾病（一种自身免疫性慢性肾脏病）的发病风险大幅度上升，在校正年龄、性别等危险因素后，膜性肾病的发病风险以每年13%的速度快速增加。期间膜性肾病的发病率由12.2%升至24.9%。在PM2.5水平＞70 μg/m^{3}的地区，PM2.5水平每增加10 μg/m^3，膜性肾病发生的可能性就增加14%。另外，空气中的某些气态化合物，如二氧化硫、氮氧化物等酸性气体浓度

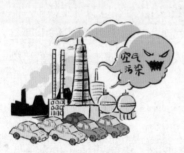

升高也被证实与慢性肾脏病的发生、发展风险增加明显相关。采取积极措施监控、推广使用环保能源、公共交通出行等减少空气污染，从而防治与此相关的临床疾病已经刻不容缓。

（3）生物毒素：生物毒素是由各种生物（动物、植物、微生物）产生的有毒物质，为天然毒素。已发现可导致肾损害的主要包括马兜铃酸和赭曲霉素A，其他还有某些具有肾毒性的生物碱类化学成分（主要来自雷公藤、防己、马钱子、乌头等）和含有蒽醌类、黄酮类、苷类等的化学成分（主要来自决明子、狼毒、栀子等）。

1）马兜铃酸：马兜铃酸是一组具有致癌性和肾毒性的植

物化学物质，主要来源于马兜铃属植物。马兜铃酸是巴尔干肾病的致病原因。巴尔干肾病是一种慢性进展性肾小管间质性疾病，聚集在欧洲东南部多瑙河沿岸支流偏远山村的村民中，其显著特点包括尿道上皮癌的发生率很高（＞50%）。巴尔干肾病主要是由于村民食用了被马兜铃属植物污染的田地里所种植的小麦制成的含有马兜铃酸的面粉而引起。由于马兜铃属植物在世界范围内广泛分布，而且一些亚洲国家仍在广泛使用含有马兜铃酸的中草药，故马兜铃酸可能是不明原因肾脏病的病因。含马兜铃酸中药材主要包括关木通、广防己、青木香、天仙藤、马兜铃、寻骨风、朱砂莲、细辛、威灵仙等。需要强调的是，木通科木通，包括五叶木通、三叶木通及其变种白木通（并非马兜铃科关木通）不含马兜铃酸，故无上述致癌性和肾毒性。不少含有马兜铃酸的中成药，如龙胆泻肝丸（以前成分中的白木通被替换成了关木通）、青果止嗽丸、排石颗粒、喘息灵胶囊、冠心苏合丸、排石冲剂、耳聋丸、肺安片、复方蛇胆川贝散、止嗽化痰胶囊、伤湿镇痛膏、保胃胶囊等，虽然价格不贵、用途又广，但需谨慎使用。

　　2）赭曲霉素A：赭曲霉素A是一种真菌毒素，由赭曲霉、硫色曲霉等真菌侵染食品后在一定条件下产生的代谢产物。人们经常食用的高粱、小麦、坚果、香料、干肉等霉变后可产生大量赭曲霉A。美国国家癌症研究所的一项动物研究证实，赭曲霉素A具有肾毒性，且具有肾脏致癌效应。赭曲霉素A也被认为是导致巴尔干肾病的可能原因。

　　（4）工业化学品：工业化学品包括邻苯二甲酸酯、双酚A和全氟烷基酸等，这些化学品广泛用于洗发水、化妆品和食品包装中，长期暴露于这些化学品使肾脏病发病率明显升高。婴儿和儿童食用含有三聚氰胺的配方奶粉，可导致肾结石形成、肾功能不全和肾脏发育延迟；双酚A是世界上使用最广泛的工业化合物之一，主要用于生产聚碳酸酯、环氧树脂、不饱和聚酯树脂等多种高分子材料，也可用于生产增塑剂、阻燃剂、农药、涂料等精细化工产品。大量排入空气中的双酚A与慢性肾脏病的患病率存在明显相关性。染发剂中含有高分子聚合物对苯二

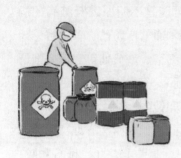

胺，某些染色皮草、深色的化妆品、复印和印刷油墨、黑色橡胶等均含有一定量的对苯二胺。对苯二胺可通过皮肤侵入人体，长期接触可能引发包括肾脏病在内的多种疾病。

（5）其他：除草剂和杀虫剂中某些成分（如2-4-二氯苯氧基乙酸、草甘膦、百草枯等）、"二手烟"、环境温度过高和脱水导致的热应激等均与肾脏病的发生和进展显著相关。

2. 什么是职业性肾损害？

（1）定义：因工作或生产过程直接接触生产性化学品（包括原料、试剂、产品、副产品、中间物质、半成品、生产废料等）所引起的肾功能和结构损害称为职业性肾损害或职业中毒性肾病。

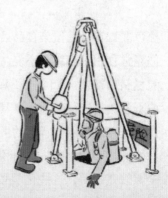

（2）引起职业性肾损害的毒物：目前已知的引起职业性肾损害的毒物有二三百种，有的对肾脏具有直接毒性，有的则通过溶血反应、免疫反应、横纹肌溶解等间接途径损伤肾脏。主要种类有：重金属、有机溶剂、农药、合成染料、酚类、醚类、酮类、醛类、有机酸类、硫醇、酰胺和氰化物等。

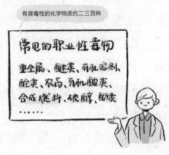

（3）接触途径：违章操作、突发生产事故、生产环境不良、防护措施不利等。

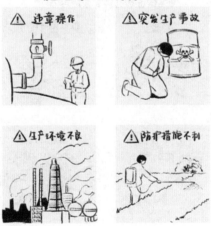

（4）致病原理

1）中毒：职业性毒物直接损伤肾细胞，损伤的程度主要与暴露强度（剂量和时间）有关。例如，接触的化学物质浓度低、时间短，可能仅使肾细胞功能障碍，肾细胞还可以调整、修复；而接触的化学物质浓度高、时间长，则造成肾细胞结构永久性损害，甚至坏死，将无法修复。

2）血液循坏障碍：化学物质造成肾血液循坏障碍。例如，化学物质导致溶血，红细胞溶解物过多，堵塞肾小管，引起肾间质水肿，肾血管受压，肾脏血流减少，导致肾脏缺血、缺氧损伤。

3）免疫反应：化学物质引起体内免疫反应，造成急性肾炎，损害肾脏。

4）致癌作用：化学物质引起体内基因改变，原癌基因激活或过量表达，抑癌基因丢失或失能，最终诱发肾癌。

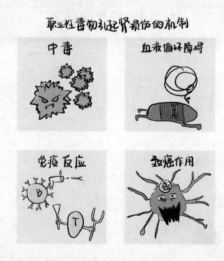

（5）相关法律保护：2002年5月1日，我国开始全面贯彻《中华人民共和国职业病防治法》，正式将职业病诊断工作纳入法定程序，规定经卫生行政部门认证的医疗卫生单位做出

职业病诊断具备法律效力，被确诊为职业病的患者能依法获得赔偿和社会保障。因此，职业性肾损害是受法律保护的病种之一。

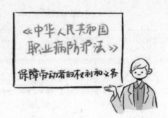

（6）治疗：不同化学物质特性不同，可通过各种途径引起职业中毒性肾病，根据病情可分为急性中毒性疾病、慢性中毒性疾病、化学性肾肿瘤，前者又可分为轻度、中度、重度，一经确诊应立即治疗。治疗原则为早期发现、及时治疗，即尽快清除体内致病化学物质；积极防治急性肾衰竭，给予对症支持。表5-3总结了7种常见肾毒性化学物质的特点、接触途径、中毒表现或检测指标和治疗方法。

表5-3　生产劳动时常见7种肾毒性化学物质

化学物质	特点	接触途径	中毒表现或检测指标	治疗方法
铅	灰白色重金属，经高温蒸汽迅速生成氧化铅，呼吸道吸收率高达30%	误服含铅药物、吸入大量铅烟、食用含铅容器储放的酒类、饮料等	口中有金属味，腹部绞痛，血压升高，面色苍白，头痛等。血铅超过500 μg/L或"驱铅试验"中尿铅超过400 μg/24 h	驱铅治疗
镉	银白色重金属，可见于电镀、电池、颜料、合金、焊条、塑料中	含镉化合物易被人体直接吸收，或吸入含镉烟雾，饮用镉污染水源等	血镉＞5 μg/L，或尿镉＞5 μg/24 h	尚无特效解毒药物

续表

化学物质	特点	接触途径	中毒表现或检测指标	治疗方法
乙二醇	有机溶剂，用于抗冻剂	中毒多因误服引起，100 ml即可致死	尿液、血液中直接查出乙二醇	早期口服或静脉滴注乙醇，也可使用血液透析疗法
苯酚	用于塑料、药品原料、防腐剂等	可经消化道、呼吸道和皮肤吸收，对皮肤、黏膜有强烈刺激和腐蚀作用，口服10～30 g即可致死	口腔、咽喉灼痛感，呼出气味或呕吐物带酚味，尿液呈暗黑色，腹痛、面色苍白，肌肉无力，血压下降，视物模糊等。呕吐物、尿液、血液中直接查出苯酚	口服者立即灌服蓖麻油等植物油催吐，催吐失败可用牛奶或温水彻底洗胃
五氯酚	用作木材、皮革、绳索等防腐剂或除草剂、杀虫剂	可经消化道、呼吸道和皮肤吸收，口服的最小致死量为29 mg/kg	前数小时内通常没有明显的中毒症状，后出现无力、多汗、高热、腹痛、恶心、呕吐、头晕、抽搐等。如不及时抢救，可在数小时内死于循环衰竭	无特效解毒药。关键是及时脱离中毒现场，停止继续接触，清洗污染皮肤，更换污染衣物，洗胃、灌服活性炭、导泻，采取一切办法阻止体温骤升
有机磷杀虫剂	我国使用最广，用量最大的杀虫剂	可经消化道、呼吸道和皮肤吸收	急性中毒者瞳孔缩小、多汗、流泪流涕、肌肉痉挛或麻痹、头晕、烦躁、意识障碍	特效解毒剂：抗胆碱药（如阿托品），胆碱酯酶复活剂（如氯已定、解磷定）。救治关键是及时脱离中毒现场，停止继续接触，清洗污染皮肤，更换污染衣物，洗胃、灌服活性炭等

化学物质	特点	接触途径	中毒表现或检测指标	治疗方法
除草剂	百草枯、敌草快，毒性强	可经消化道、呼吸道及皮肤吸收	胃肠道刺激，头痛，瞳孔缩小，四肢抽搐，意识障碍等	无特殊解毒剂。救治关键是尽快清除毒物，如洗胃、血液净化治疗等

三、间质性肾炎

1. 什么是间质性肾炎?

间质性肾炎是一种主要表现为肾小管间质炎症的疾病。临床上，根据间质性肾炎发病的急慢和病理改变，分为急性间质性肾炎和慢性间质性肾炎。尽管间质性肾炎的比例仅占肾穿刺活检的1.0%～9.8%，但其易导致急性肾衰竭。15%～20%急性肾衰竭由急性间质性肾炎导致。准确诊断和及时治疗有助于改善患者的预后。

多数情况下，间质性肾炎是由人体对某些药物（包括镇痛药、抗生素、抗酸药、利尿药、一些含马兜铃酸的中草药等）的反应所致的肾损害。自身免疫性疾病和感染也是导致间质性肾炎的常见原因，约占间质性肾炎的25%。

2. 间质性肾炎的临床表现有哪些?

部分间质性肾炎患者可无任何症状。急性间质性肾炎的常见症状有：发热、腰痛、乏力和皮疹。皮疹主要为红色皮疹，可出现于任何部位。可以出现下肢轻度、中度水肿，尿液可呈浑浊或红色。慢性间质性肾炎患者可表现夜尿增多。尿液检查可见镜下血尿，部分患者可有肉眼血尿、少量至中量蛋白尿、白细胞尿、嗜酸性粒细胞尿、肾性糖尿和尿比重下降等。

诊断间质性肾炎要积极寻找病因，临床上须详细询问患者的病史，了解近期感染史、用药史，有无皮疹、发热等表现，并仔细鉴别。

3. 间质性肾炎的常见原因和机制是什么？

（1）常见原因：感染是间质性肾炎的常见原因，约占1/6。感染的病原体有①细菌，如链球菌、分枝杆菌、沙门菌和其他可导致肾盂肾炎的各种细菌；②病毒，如腺病毒、巨细胞病毒、汉坦病毒、艾滋病毒、甲型流感病毒、新型冠状病毒、肝炎病毒、EB病毒等；③寄生虫，如蛔虫、钩端螺旋体病、利什曼原虫、弓形虫等；④真菌，如念珠菌、组织胞浆菌；⑤其他，如支原体、立克次体等。

（2）机制：感染导致肾脏间质性肾炎的机制包括感染直接损害、免疫性炎症的间接损害和慢性病变的长期损害。急性肾盂肾炎是由感染导致的肾盂和肾实质的炎症病变，表现为局限于肾脏（可为单侧）的间质性炎症肾炎，感染引起局部中性粒细胞、嗜酸性粒细胞、巨噬细胞和淋巴单核细胞浸润，细胞因子和炎症介质释放加重炎症反应。感染的病原体也可通过免疫反应诱发肾组织局部的免疫性炎症。在严重的情况下，如尿路梗阻或严重的膀胱肾反流可逐渐发展为慢性间质性肾炎，导致肾功能持续下降。人类免疫缺陷病毒（human

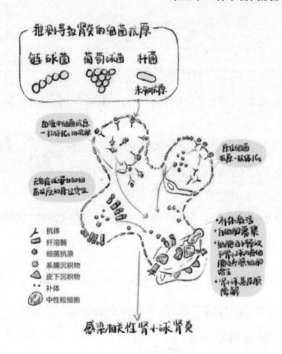

immunodeficiency virus，HIV）感染者肾间质损害继发于弥漫浸润性淋巴细胞增多，发展为一种特殊的急性间质性肾炎。在钩端螺旋体病患者中，钩端螺旋体外膜蛋白可以诱发肾小管损伤和炎症，表现为免疫性炎症。

4. 间质性肾炎的临床表现有哪些？如何明确诊断？

　　间质性肾炎常有全身性或肾脏局部感染的表现，因感染的病原体不同而异。首先要寻找感染的相关证据，结合肾损害的特点，尤其是肾小管损害标志物的检查，必要时需要结合肾穿刺活检，可以明确诊断。

5. 如何治疗感染引起的间质性肾炎？

（1）去除病因：针对病原微生物进行治疗。

（2）监测肾功能和电解质：维持电解质和酸碱平衡。

（3）糖皮质激素治疗：一般认为，对于此类患者，只要控制感染即可，无须使用肾上腺皮质激素治疗。如果在系统性感染控制后患者的病情仍未好转，可以考虑给予小剂量糖皮质激素短期治疗，可能有助于改善预后。

（4）其他：出现慢性肾损害的患者，根据临床病理特点进行相应治疗。

6. 免疫性疾病是否会导致间质性肾炎？

免疫性疾病导致的间质性肾炎并不少见，一些免疫介导的疾病，如系统性红斑狼疮、干燥性综合征、IgG4相关疾病等可以引起间质性肾炎。慢性间质性肾炎可见于免疫紊乱的系统性疾病（如结节病、系统性红斑狼疮、干燥综合征、血管炎、IgG4相关疾病、克罗恩病等）。在急性小管间质性肾炎中，10%～20%的患者同时伴有葡萄膜炎。葡萄膜炎是一种典型的自身免疫性间质性肾炎，在患者体内可以查到针对修饰性C反应蛋白单体（mCRP）的自身抗体。

7. 免疫介导的间质性肾炎的发病机制是什么？临床表现有哪些？

免疫介导的间质性肾炎发病机制是自身抗体导致肾小管间质损害，不同疾病的抗原各不相同。肾小管间质发生免疫性炎症后，可以出现各种免疫和炎性细胞浸润，具有急、慢性肾小管间质损害的特点。肾穿刺活检可以帮助明确诊断。

临床上，这些患者除了前述的间质性肾炎肾损害表现外，常合并有较明显的系统性损害，这些表现与不同免疫性疾病有关，特点各异，如系统性红斑狼疮患者，多在年轻女性发病，常表现为多系统损害和明显的免疫学指标异常。结合患者的临床特点、肾损害表现和肾穿刺活检的特征，可以明确诊断。

8. 如何治疗免疫介导的间质性肾炎？

治疗方面，针对免疫介导的间质性肾炎原发疾病的治疗是关键，如系统性红斑狼疮引起的间质性肾炎首先需要针对系统性红斑狼疮本身制订治疗方案。IgG4相关疾病需要根据疾病的不同表现和严重程度制订相应的治疗方案。临床上糖皮质激素治疗是常用的治疗措施。除此以外，还有一些其他免疫抑制剂，如吗替麦考酚酯、环磷酰胺等，须根据原发疾病的特点进行治疗。

需要强调的是，不论是感染还是免疫性疾病导致的间质性肾炎，多数经过治疗后肾功能可以快速恢复，少部分会持续进展。及早明确诊断，给予针对性治疗，患者的预后更好。

第六章

遗传性肾脏病

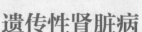

一、多囊肾

多囊肾（polycystic kidney disease，PKD）是指肾脏中长出异常、充满液体囊腔（即"囊肿"）的疾病，通常有家族遗传性。囊肿可使病变肾脏体积大于正常肾脏。囊肿也会阻碍肾脏正常工作，从而导致高血压、肾脏感染和肾衰竭。除肾脏问题外，PKD还会导致身体其他部位出现问题。

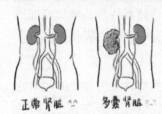

正常肾脏　　多囊肾脏

PKD主要有2种类型：常染色体显性遗传性多囊肾（autosomal dominant polycystic kidney disease，ADPKD）和常染色体隐性遗传性多囊肾（autosomal recessive polycystic kidney disease，ARPKD）。ADPKD是最常见的遗传性肾病，400～1000人中就有1人患ADPKD。常染色体显性遗传即患病父母的每个孩子均有50%的机会遗传本病。一些ADPKD患者由于症状较少，可终身不被诊断出。ARPKD属于罕见病，发病率约为1：20 000。常染色体隐性即突变基因必须存在于双亲中，双亲因为只携带1个异常基因而被认为是携带者。当父母双方均是携带者（每个人都有1个异常基因和1个正常基因）时，每个孩子从父母继承1个异常基因并患上这种疾病的概率为25%。

1. 常染色体显性遗传性多囊肾的病因是什么？如何分类？

ADPKD是由2种基因突变引起的：16号染色体上的 *PKD1* 和4号染色体上的 *PKD2*。此外，最近发现的11号染色体上的编码葡萄糖苷酶Ⅱ亚单位α（*GANAB*）的基因突变，导致多囊性肝肾疾病。在所有的PKD病例中，*PKD1* 基因突变比 *PKD2* 基因突变更为常见，*PKD1* 基因突变占71%～85%，患者发生肾衰竭的时间较早，发展至终末期肾病的平均年龄约为55岁。*PKD2* 基因突变占比少，病情较轻，发病较晚，有时未被诊断，患者发展为终末期肾病的平均年龄为74岁。目前，由 *GANAB* 基因突变引起肾脏病的机制尚不清楚。

值得注意的是，约15%的ADPKD病例发生于没有本病家族史者，这是因为患者有一个在父母中都不存在的新的基因突变。

2. 常染色体显性遗传性多囊肾临床表现有哪些？

ADPKD导致的进行性肾衰竭，主要是由于囊肿的持续扩大替代了正常肾组织。ADPKD的临床表现包括肾衰竭、高血压、血尿、肾脏感染、肾结石、腰痛和腹痛。ADPKD患者还可出现多种肾外并发症，涉及多个器官或组织，如肝脏、血管和结缔组织等。

（1）肾衰竭：ADPKD最常见于中年人或老年人，且较少导致儿童发展至终末期肾病。40岁以下ADPKD患者透析的可能性＜2%，而70～75岁ADPKD患者透析的可能性为50%～75%。并非所有ADPKD患者均发生肾衰竭，尤其是*PKD2*基因突变患者。ADPKD发生肾衰竭的风险取决于多种因素。肾脏增大是ADPKD患者发生肾衰竭最可靠的预测指标。此外，增加肾衰竭风险的因素还包括男性、*PKD1*基因突变患者、间断发作的肉眼血尿、蛋白尿或高血压（特别是年龄＜35岁的患者）。由于囊肿持续增加和扩大导致的肾脏增大与所有这些并发症相关，是进展为肾衰竭的重要危险因素。

（2）高血压：60%～70%年龄＜29岁肾功能正常的患者会发生高血压。超过90%的终末期肾病的ADPKD患者可发生高血压，且男性的血压比女性高。高血压的发生与肾脏增大和肾脏生长速度快有关。

（3）血尿：35%～50%的ADPKD患者出现血尿，常为肉眼血尿，常有诱发事件，如泌尿系统感染或剧烈活动。有些患者肉眼血尿常反复发作。30岁之前频发肉眼血尿可能与肾脏结局较差相关，这可能表示囊肿加速扩大。血尿的原因可能是囊肿破裂进入集合系统。经非手术治疗，包括卧床休息、补液和镇痛（避免使用非甾体抗炎药）等，囊肿破裂所致血尿常在2～7天消退。严重出血少见可能需要经皮动脉栓塞，甚至肾切除术。肉眼血尿更常见于肾脏较大（特别是肾长度＞15 cm时）、高血压和血肌酐浓度较高者。ADPKD患者出现血尿的另一个原因是肾结石，通常为镜下血尿。血尿在结石排出或取出后消退。

（4）肾脏感染：30%～50%的ADPKD患者至少会发生1次囊肿感染，主要症状为发热和腰痛。肾脏感染或囊肿感染，通常并不容易判断。相较于常规的泌尿系统感染，ADPKD患者感染的治疗时间要长。

（5）肾结石：约25%的ADPKD患者出现肾结石，超过50%的结石由尿酸构成，其余多数由草酸钙构成。ADPKD患者肾脏体积增大是发生肾结石的危险因素。另外，尿量少也是发生肾结石的危险因素之一。

（6）腰痛和腹痛：ADPKD患者常有腰痛和腹痛。急性疼痛可能由感染（囊肿或实质）、肾结石或囊肿出血引起。慢性肾脏疼痛常见于肾脏增大的晚期疾病患者。通常为持续性钝痛，可能由肾被膜的牵张或对肾蒂的牵拉引起。

（7）肾外表现：ADPKD主要的肾外并发症有脑动脉瘤、肝脏和胰腺囊肿、心脏瓣膜疾病、结肠憩室、腹壁疝、腹股沟疝、精囊囊肿。其中，脑动脉瘤破裂导致蛛网膜下腔出血或颅内出血是最严重的并发症。ADPKD中脑动脉瘤的患病率在年轻成年人中约为5%，在60岁及以上患者中高达20%。

3. 如何诊断常染色体显性遗传性多囊肾？

诊断ADPKD的第一步为详细采集家族史。ADPKD主要通过影像学检查确诊。基因检测通常仅用于非典型病例，多在影像学检查不能明确诊断时进行。

最常用的影像学检查是超声检查，可作为第一项检查。有ADPKD家族史的患者，通常较易诊断。在肝脏、胰腺和脾脏中可发现囊肿。但值得注意的是，早期肾脏可能大小正常。无家族史的ADPKD患者较难诊断，其原因可能为家庭成员在较晚的年龄出现症状，并在诊断出ADPKD前死于其他原因，还有15%的ADPKD患者发生了新的突变。

4. 常染色体显性遗传性多囊肾的治疗方法有哪些?

ADPKD治疗的重点是延缓肾衰竭的进展，并治疗相关的并发症，如严重的肉眼血尿、肾脏感染、肾结石和腰痛。治疗高血压对PKD患者有双重好处，因为其有助于预防心血管疾病，并降低肾衰竭的可能性。若无禁忌证，目前推荐对ADPKD患者进行强化降压治疗。无禁忌证的患者建议应用血管紧张素转化酶抑制剂（angiotensin converting enzyme inhibitor, ACEI）和血管紧张素Ⅱ受体阻滞剂（angiotensin receptor blocker, ARB）。建议ADPKD患者低盐饮食并增加液体摄入量。

托伐普坦是升压素受体拮抗剂，目前的研究有证据支持托伐普坦可延缓ADPKD患者肾功能减退，减轻疼痛症状。但应用前须详细评估患者的肝肾功能、发生终末期肾病的风险，并考虑托伐普坦可引起包括肝脏问题在内的不良反应和费用问题。

进展至终末期肾病的ADPKD患者需要肾脏替代治疗。腹膜透析不如血液透析常用，对于肾脏巨型增大的患者，其腹腔很难容纳大量的腹膜透析液。肾移植的预后通常很好。

二、Alport综合征

Alport综合征是一种主要表现为血尿、肾功能进行性减退、感音神经性聋和眼部异常的遗传性基底膜疾病，是由于编码Ⅳ胶原的基因突变导致的遗传性肾病。人群中基因突变的发生率为1/10 000～1/5000。

1. Alport综合征病因是什么？如何分类？

Alport综合征的致病基因均为编码基底膜Ⅳ型胶原不同α链的基因。主要有3种遗传方式，分别为：①X连锁显性遗传型、COL4A5基因或COL4A6基因突变，致病基因在X染色体上，遗传与性别有关，约占80%；②常染色体隐性遗传，COL4A3或COL4A4基因突变，致病基因在常染色体上，约占15%；③常染色体显性遗传，少见。另外，已有极少数同时存在双基因突变的病例报道。

2. Alport综合征临床表现有哪些？

Alport综合征是一种累及肾脏、耳、眼等部位，以肾脏病变为主的临床综合征，不同遗传型的Alport综合征临床表现特征和预后不尽相同。X连锁显性遗传型患者的预后最差，几乎均发展至终末期肾病，进展速度各有差异，通常从出现肾功能异常进展至终末期肾病的时间为5～10年。常染色体显性遗传型患者的临床表现相对较轻。

（1）肾脏表现：肾小球源性血尿最为常见，常为首发症状，表现为镜下血尿或肉眼血尿。蛋白尿症状通常不重，也可出现超过3.5 g/d的蛋白尿。慢性进行性肾功能损害是另一个突出表现，随着年龄的增长，肾功能逐渐减退，最终发展至终末期肾病。高血压的发生率和严重程度也随着肾功能减退而增加。

（2）听力障碍：30%～50%的患者伴有感音神经性聋，早期需借助电测听检查发现。两侧耳聋不完全对称，呈进行性，逐渐累及全音域。

（3）眼部表现：10%～20%的患者有眼部异常，其中前圆锥形晶状体，眼底黄斑周围点状、斑点状视网膜病变和视网膜赤道部病变具有诊断意义。

（4）其他肾外表现：AMME综合征是伴有血液系统异常的Alport综合征，主要表现为Alport综合征（Alport syndrome，A）、精神发育迟缓（mental retardation，M）、面中部发育不良（midface hypoplasia，M）和椭圆形红细胞增多症（elliptocytosis，E）。某些患者可伴弥漫性平滑肌瘤。

3. Alport综合征病理表现有哪些？

肾组织的电镜检查是确诊的重要依据。

（1）光镜：肾组织在光镜下无特异性病理变化。早期可正常。

（2）免疫荧光：常规免疫荧光检查无特异性，也可以为完全阴性。应用抗Ⅳ型胶原不同α链的抗体检查、肾穿刺活检和皮肤组织活检，可辅助诊断并鉴定遗传方式。

（3）电镜：电镜下可观察到Alport综合征的特征性的病理改变，表现为基底膜致密层不规则的增厚、变薄和撕裂。

4. 如何诊断Alport综合征？

依据临床表现、家族史、肾组织活检电镜检查结果、抗Ⅳ型胶原不同α链免疫荧光检查和基因分析进行诊断。基因分析

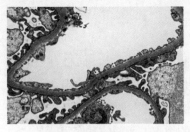
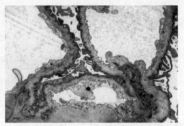

正常肾小球基底膜电镜图　　　　Alport综合征基底膜电镜图

对于确定遗传型、确定基因携带者和进行产前诊断十分重要，也有助于临床和病理检查结果均不确定病例的诊断。

5. Alport综合征如何治疗？

目前，**Alport**综合征无特异性治疗。患者应避免劳累、感染，禁用肾毒性药物。若想减少蛋白尿，患者可使用紧素-血管紧张素系统阻滞剂、中成药；合并肾病综合征的患者可使用他汀类药物调脂，并行利尿消肿、抗凝等对症治疗、患者若已出现肾功能损伤，应按照慢性肾脏病的治疗原则处理，治疗措施包括积极控制血压，限制蛋白质摄入等。对于已进入终末期肾病的患者，应给予透析治疗或肾移植。

三、薄基底膜肾病

1. 薄基底膜肾病的定义是什么？

薄基底膜肾病是一种因肾小球基底膜变薄导致以血尿为主要临床表现的肾脏病，是较为常见的常染色体显性遗传性肾脏病（后代男性和女性患本病的概率相等）。

2. 基底膜是什么？

我们都知道肾脏能去除血液中的"废物"，而将有用的部分保留。就像我们泡茶的时候使用滤网，将茶水滤出，将茶叶保留。我们的肾脏也有一个类似"滤网"的结构，但滤出的是体内的"废物"，保留的是有用的物质。所谓的基底膜就是"滤网"的重要成分之一。可想而知，一旦基底膜变薄，也就意味着我们肾脏的"滤网"出了问题，血液中本来不应该被滤出的红细胞等物质就会漏出。正常成年人基底膜厚度为（320±35）nm，而薄基底膜肾病患者基底膜的厚度仅为正常成年人的1/3～1/2，平均厚度为（241±43）nm，最薄者仅110 nm。

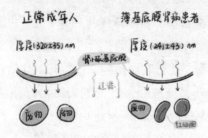

3. 什么情况下应警惕薄基底膜肾病？

家族中有数名血尿患者时，应前往专业医疗机构排查是否存在薄基底膜肾病。

4. 薄基底膜肾病有哪些表现？

几乎所有的薄基底膜肾病患者都有血尿症状，以显微镜下血尿为主，而肉眼血尿并不常见。蛋白尿少见，患者一般无视力或听力障碍，且绝大多数患者肾功能正常。仅不到10%的患者会出现蛋白尿、高血压或进展为终末期肾病。

5. 如何诊断薄基底膜肾病？

薄基底膜肾病的诊断主要依赖于家族患病情况调查和肾穿刺活检。电镜下可见肾小球基底膜弥漫性变薄，这是薄基底膜肾病最重要且唯一的病理特点。

6. 薄基底膜肾病如何治疗？预后如何？

不同症状处理方法不同。临床表现为血尿，而无蛋白尿、高血压、肾功能不全的薄基底膜肾病患者无须特殊治疗。应避免剧烈运动、肾毒性药物的应用和各种感染（特别是呼吸道感染和胃肠道感染），定期监测血压、尿常规和肾功能。如合并高血压，应将血压控制在正常范围内。如果合并肾功能不全，按相应原则处理。

多数薄基底膜肾病患者预后良好，故不用过于担心或焦虑。一方面，患者需要长期随访，特别是监测血压，定期复查尿常规和肾功能，发现问题后及时治疗。尽可能配合医师做好家系调查工作，尽早明确遗传方式和查找家族中的其他患者，并且做好相应的监测工作。

四、法布里病

1. 什么是法布里病？

法布里病又称Fabry病，其临床表现多种多样，是由于基因突变引起体内α-半乳糖苷酶A活性部分或全部丧失，导致未降解的底物在全身多种器官组织堆积的一种遗传病。酶有加快一种物质快速转化为另一种物质的作用，所以一旦酶活性降低，导致原本应该被转化的物质未被转化，导致这种物质大量聚集。α-半乳糖苷酶A是降解神经鞘脂类化合物的酶，法布里病患者由于缺乏这种酶，神经鞘脂类化合物不能分解，继而在体内大量聚集，引起多器官系统的临床表现。肾脏是常见受累器官，皮肤、神经系统、心血管系统也常受累。目前认为法布里病属于X染色体异常导致的遗传疾病（患者的后代男性、女性患上本病的概率不同）。

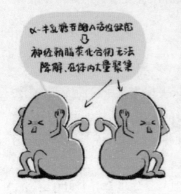

2. 怎么注意警惕法布里病？

年轻人发生皮肤血管角质瘤、四肢剧痛、感觉异常和蛋白尿需要注意排查，特别是家族中亲属有类似症状。

3. 法布里病有哪些临床表现？

自从出生以后神经鞘脂类化合物在体内不断聚集，患者在儿童青少年时期出现临床症状，并且不断加重。主要临床表现为青春期四肢疼痛，少汗、无汗、晕厥、心脏增大、肾损害和皮肤血管角质瘤（背部、口周小而凸起的暗红色斑点）等。α-半乳糖苷酶并不一定完全失去活性。按照临床表现分为2种类型：①经典型：酶活性明显下降甚至完全丧失，导致脑、肾、心脏、周围神经等多系统受损；②非经典型：酶活性部分下降，损害常限于心脏或肾脏。

4. 如何诊断法布里病？

诊断法布里病主要依靠临床表现、家族史、α-半乳糖苷酶A活性检测和基因检测。年轻患者如果出现蛋白尿（尿蛋白<3.5 g/d）和肾衰竭，且有皮肤血管角质瘤、周期性的四肢剧痛，结合角膜混浊、心血管病变和肢体感觉异常应考虑本病，通常还需α-半乳糖苷酶A活性检测和基因检测才能确诊。

5. 法布里病的治疗方法有哪些？如何做计划生育？

（1）治疗：主要包括非特异性治疗和特异性治疗。①非特异性治疗是针对患者的症状，如四肢疼痛、蛋白尿、慢性肾衰竭、贫血进行对症治疗；终末期肾衰竭患者可考虑肾移植。②特异性治疗是针对酶活性缺乏或基因突变的治疗，主要包括酶替代治疗、酶增强治疗和基因治疗。重组人α-半乳糖苷酶A（半乳糖苷酶）替代治疗是目前治疗法布里病唯一有效的方法。但开始酶替代治疗的最佳年龄尚未统一，不同国家对酶替代治疗的指征和年龄不尽相同，而且酶替代治疗的费用高，导致很多患者无法获得良好的治疗。而酶增强治疗和基因治疗的方法目前临床运用尚少。

（2）计划生育：当夫妻有生育计划时，生育前应该进行遗传学咨询，可实施第三代试管婴儿等方法，避免生育基因异常的后代。

6. 法布里病的预后如何？

法布里病女性患者的症状通常较男性轻，预期寿命较男性患者长。男性患者的寿命一般缩短20年左右。男性患者常在中青年时期死于严重器官衰竭，如肾衰竭、心脑血管疾病，但积极治疗有望延长寿命和改善生活质量。

五、遗传性肾小管疾病

1. 遗传性肾小管疾病的致病机制是怎样的？

肾功能有赖于肾小球、肾小管等结构的互相配合。肾小球主要负责滤过，可将人体需要和不需要的部分成分滤出去，而肾小管则主要负责将这些物质"回收"。这种"回收"功能主要通过肾小管上的蛋白质实现。这些蛋白质还可分泌一些物质，如氢离子。这些蛋白质分布在不同的肾小管片段上（主要包括近曲小管、髓袢降支与升支、远曲小管和集合管），就好像一个"回收站""排污口"负责在经肾小球滤过后形成的原尿中"捡漏""排废"。遗传性肾小管疾病几乎都是因为致病基因的存在，导致肾小管上的蛋白质功能缺陷而致病。

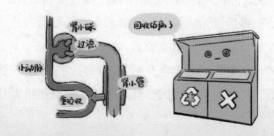

2. 什么情况下应警惕遗传性肾小管疾病？

儿童出现高钙尿症、酸碱失衡、低钾血症、低镁血症、佝偻病（表现为身材矮小、鸡胸等）和肾结石等症状时，应该注意排查遗传性肾小管疾病。

3. 遗传性肾小管疾病的临床表现有哪些？

（1）与低血钾相关的遗传性肾小球疾病

1）Gitelman综合征：当位于远曲小管负责回收尿液中钠离子和氯离子的"回收站"（钠氯共同转运体）功能异常，使钠离子、氯离子大量丢失，导致血容量下降、肾素-血管紧张素-醛固酮系统（renin-angiotensin-aldosterone system，RAAS）激活、低血钾和代谢性碱中毒等一系列病理生理过程和临床表现。与Batter综合征相比，Gitelman综合征发病年龄较晚，病情较轻，患者一般表现为低尿钙、低镁血症，而前列腺素的增加不明显。

2）Batter综合征：和Gitelman综合征类似，都是由于肾小管上蛋白质功能缺陷，导致肾小管对于钠离子、氯离子重吸收障碍，导致血容量下降、RAAS激活、低血钾和代谢性碱中毒等病理生理过程和临床表现。但由于是髓袢升支粗段上的对应蛋白功能障碍，导致Batter综合征患者症状更重，而且一般呈现为高尿钙或正常尿钙、血镁正常、前列腺素分泌增加。

3）Liddle综合征：由于编码肾小管上钠离子通道的基因变异，导致肾小管对于钠离子的重吸收明显增加，Liddle综合征一般表现为高血钠、高血容量、低血钾、碱中毒，RAAS系统一般不激活。

（2）与肾结石相关的遗传性肾小球疾病：据报道，单基因遗传性疾病导致的肾结石占成年患者肾结石的2%、儿童患者的10%。

1）Dent病：Dent病是一种X连锁隐性遗传疾病，通常表现为小分子蛋白尿、高钙尿症、肾结石、肾钙化和肾功能异常，而其他器官功能基本不受影响。

2）Lowe综合征：Lowe综合征又名眼-脑-肾综合征，为罕见的X连锁隐性遗传疾病，临床上以先天性脑、眼病变和肾小管功能异常为主要特征。临床表现为双侧先天性白内障、青光眼、乏力、严重智力缺陷、佝偻病、蛋白尿、高氨基酸尿、高钙尿症和肾小管酸中毒等，常在1岁左右即发生肾功能不全。

3）远端型肾小管酸中毒：远端型肾小管酸中毒是远端肾单位分泌氢离子障碍导致，由此引起高氯性代谢性酸中毒，常伴有低钾血症、高钙尿症、肾内钙盐沉积和骨病等。

4）遗传性低血磷性佝偻病伴高钙尿症：临床表现为佝偻病、尿液中磷排泄增加、高钙尿症，但血液中钙含量正常。

5）家族性低镁血症伴高钙尿症和肾钙质沉积：由于低血钙和低血镁而出现抽搐或手足搐搦、尿路感染（多表现为尿频、尿急、尿痛）、多尿烦渴、生长迟缓等常见症状。

6）胱氨酸尿症：患者常表现为结石，造成反复的肾绞痛、血尿、尿路梗阻和尿路感染。晚期可出现高血压和肾功能障碍。部分患者生长发育障碍，智力发育迟缓。

4. 如何诊断遗传性肾小管疾病？

遗传性肾小管疾病作为一组疾病的总称，其诊断比较复杂，需要综合考虑家族史、血压、血、尿电解质情况、血气分析、RAAS活性检测的数据。在一些情况下，如Batter 综合征和Gitelman综合征的鉴别，还需氢离子清除试验确定肾小管的病变部位。大多数的遗传性肾小管疾病都需基因检测才能确诊。

5. 遗传性肾小管疾病如何治疗？预后如何？

（1）治疗：目前尚无根治遗传性肾小管疾病的方法，确诊后遵医嘱给予一般对症治疗，避免使用可导致不良后果的药物。

（2）预后：不同综合征的预后相差较大，如Batter 综合征，髓袢升支粗段重吸收肾小球滤出的钠离子、氯离子约25%，当髓袢升支粗段功能障碍，症状一般较严重，大多数患儿在出生后即夭折，即使存活，成年型Batter综合征治疗也很困难。而Gitelman综合征的远端肾小管重吸收钠离子、氯离子功能障碍，仅占肾小球滤出量的5%，相对于Batter综合征预后好。

第七章

急性肾损伤

一、概　述

1. 什么是急性肾损伤?

急性肾损伤是由各种原因引起的肾脏工作能力急剧下降，甚至完全"停摆"。从而导致水分和毒素在体内堆积，内环境紊乱，累及全身各个系统，乃至危及生命。

2. 急性肾损伤的临床症状有哪些?

急性肾损伤患者的临床症状有以下6个方面，虽然有的患者的临床症状不典型，还可通过实验室检查结果体现出来。

（1）少尿或无尿。

（2）尿色改变：颜色加深或血尿。

（3）水肿：可出现于眼睑或双下肢，严重可全身水肿。

（4）食欲差、厌食、恶心、呕吐。

（5）乏力、衰弱感。

（6）严重可出现胸闷、气短、意识障碍等。

3. 如何诊断急性肾损伤?

临床上通过起病时间、血肌酐（衡量肾功能常用的血液指

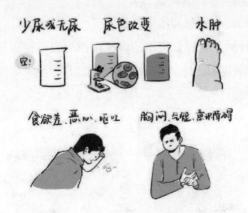

标）和尿量共3个指标来定义急性肾损伤，即2天内血肌酐升高≥26.5 μmol/L（0.3 mg/dl）；或1周以内，血肌酐增高至原来血肌酐值1.5倍或更高；或持续6 h，患者尿量＜0.5 ml/（kg·h）。

4. 急性肾损伤如何分类？

急性肾损伤按发病原因分为3种类型：肾前性、肾性和肾后性急性肾损伤。不同类型的急性肾损伤导致的原因不同，也可能为多种因素复杂并存。

（1）肾前性急性肾损伤：流向肾脏的血液减少；恶心、呕吐造成的严重脱水、失血性休克导致全身血容量不足；严重心脏疾病造成心脏"泵"入肾脏的血液减少；脓毒血症造成全身血管扩张等情况导致肾脏血流减少。若患者没有器质性病变，当低灌注状况改善后，肾功能可能恢复。

（2）肾性急性肾损伤：为肾脏器质性病变，包括各种急进性肾炎和重症急性肾炎、肾脏小血管血栓形成、恶性高血压、各种原因导致的急性肾小管坏死和急性间质性肾炎。需要诊断不同病因和发病机制并给予治疗。

（3）肾后性急性肾损伤：由尿液排出通道梗阻导致。常见原因包括前列腺肥大、尿路结石、肿瘤等，及时解除梗阻，肾功能可恢复。

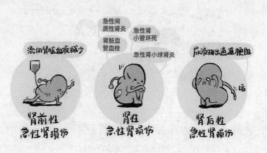

5. 造成急性肾损伤的药物有哪些？

药物是引起急性肾损伤的常见原因。使用以下药物时，应严格遵医嘱并监测肾功能变化，包括但不仅限于某些抗生素、解热镇痛药、抗肿瘤药物、对比剂、治疗消化性溃疡药物和降压药（普利类、沙坦类）。患者可记录下所有服用药物的名称、剂量，并将其提供给相关医师。

6. 为什么过度运动会造成急性肾损伤？

过度、不适当地运动可能造成骨骼肌细胞大量破坏、溶解，其代谢产物会对肾脏产生毒性，阻塞肾小管，造成急性肾损伤。

7. 哪些人群属于急性肾损伤的高危人群？

（1）慢性肾脏病患者：由于原有疾病发展、加重，以及药物、并发症（如恶性高血压）等影响，在慢性肾脏病基础上，亦可出现急性肾损伤。

（2）老年人：由于器官功能退化，高血压、糖尿病等基础疾病较多，且可能存在免疫功能下降，是各种感染的易感人群，因此容易发生急性肾损伤。

（3）糖尿病患者、服用某些药物（后面详述）和已经存在其他共病的患者均属于急性肾损伤的高危人群。

8.　如何预防急性肾损伤？

（1）避免感染：各种类型严重感染会造成败血症，从而导致急性肾损伤。目前，全球流行的新型冠状病毒感染合并急性肾损伤的患者并不少见，需做好呼吸道防护，保持社交距离并做好手卫生。

（2）避免药物滥用：在专业人员的指导下服用药物，遵医嘱按时随访，对药物不良反应需要早期干预。

 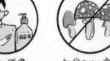

（3）避免不洁食物和毒性食物（毒蕈、鱼胆等）：食用不洁食物和毒性食物可能会引起呕吐、腹泻、脱水和肾毒性反应。

（4）科学健身：过度运动造成的横纹肌溶解产物可阻塞肾小管导致急性肾损伤。

 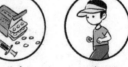

9.　急性肾损伤的诊断过程是怎样的？

（1）医师问诊：医师会详细追问患病经过，包括既往史、用药史等，采集有关信息，寻找线索。

（2）病情监测：监测尿量和液体出入量，尿量和液体出入量可帮助判断急性肾损伤的存在和分期，判断体内水平衡状态，并及时干预。

（3）相关实验室检查：包括血液和尿液测试，评价肾功能和电解质、酸碱平衡情况，寻找急性肾损伤病因和判断并发症的严重程度。

（4）影像学检查：通过腹部超声或CT可观察肾的大体结构，判断是否存在梗阻性原因。如发生累及心脏、肺或脑的症状，则需通过头、胸部CT或超声心动图来评价病情。

（5）肾活检：必要时，医师采用特殊结构的针从肾吸取一小块组织，经过特殊的处理染色后，在显微镜下观察肾的细微结构，可更加直观地判断病情。

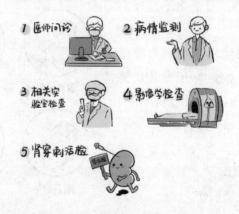

10. 急性肾损伤出院后如何居家休养？

（1）遵医嘱按时服药、复诊、复查：包括饮食和饮水要求，留意是否需要限盐、限水；按时服药，定期复诊，复查肾功能。

（2）记录健康信息并与医师沟通：记录每天的饮水量、尿量、体重变化等，自我监测体温、血压等信息并在复诊时将上述信息提供给医师。

（3）保护肾脏：避免接触肾损害因素。

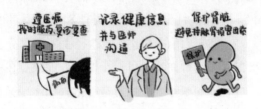

二、治疗和预后

对于大部分急性肾损伤患者，不必过于恐慌，无须特殊治疗，主要治疗原则为去除诱因和对症支持性治疗，其目的是维持体液和电解质平衡、提供营养支持、预防或治疗并发症。保持良好的心情，积极面对疾病。积极治疗能最大限度地减轻肾损伤程度，促进肾功能恢复，肾功能的恢复程度与发病原因和病情程度相关。没有药物可以完全延缓急性肾损伤的病情进展或加速肾脏康复，甚至有些药物可能有害，如大量服用呋塞米可能导致耳毒性或加重电解质紊乱。在医师的指导下治疗，不能听信偏方，随意用药。早期诊断、及时治疗，大多数患者的肾功能可恢复良好。

1. 如何治疗急性肾损伤？

（1）尽早纠正可逆的病因：尽早去除导致急性肾损伤的诱因，停用肾毒性药物、保证肾灌注，解除泌尿系统梗阻，给予抗感染治疗等。

（2）维持体液平衡：急性肾损伤患者需要进行严格的液体管理，密切监测血流动力学指标，评估容量状态，容量不足时积极补液。每天经汗液、唾液、粪便和呼吸道丢失的水分约1000 ml，发热或腹泻的患者经此途径丢失的水分更多。如患者大量出血且无高钾血症，可给予输血；如果存在梗阻，应解除梗阻，可置入导尿管或采用肾造瘘术；如出现肺水肿、脑水肿等容量过多的表现，可适当利尿，严重时应尽早给予透析治疗。

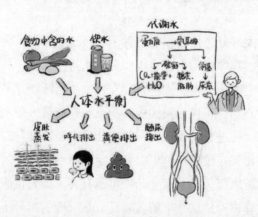

（3）保证充足的营养：补充营养以维持人体的营养状态和正常代谢，有助于患者恢复，提高存活率。急性肾损伤患者每天所需能量为35 kcal/（kg·d），主要由糖类和脂肪供

应；蛋白质的摄入量应限制为 0.8 g/（kg·d），对于有高分解代谢、营养不良、接受透析的患者，蛋白质摄入量的标准可放宽。

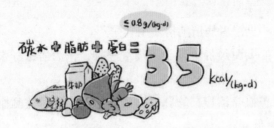

（4）积极纠正高钾血症：当血钾升高时，需要停止补钾和使用可疑药物（如保钾利尿药和血管紧张素转化酶抑制剂），开始低钾饮食，进行心电图检查，如果血钾浓度＞6.5 mmol/L，或心电图出现显著变化（无法辨认的 P 波，QRS 波群增宽，无 ST 段，T 波升高宽），应予以紧急处理，措施有：①给予钙剂，10% 葡萄糖酸钙 10～20 ml 稀释后缓慢静脉注射。② 5% 碳酸氢钠 100～200 ml 静脉滴注。经静脉途径补充碳酸氢钠纠正酸中毒时，也可促进细胞摄取钾离子。③糖＋胰岛素缓慢静脉注射。④口服降钾树脂。⑤新型钾离子结合剂，如环硅酸锆钠。以上措施无效时可开始行透析治疗。

（5）积极纠正代谢性酸中毒：应及时给予碳酸氢钠口服或静脉滴注。如血清碳酸氢根（HCO_3^-）＜15 mmol/L，可选用 5% 碳酸氢钠 100～250 ml 静脉滴注。对于伴有容量超负荷和严重酸中毒患者，应立即开始透析。

（6）及时治疗肺水肿：肺水肿是急性肾损伤的严重并发症，尤其易发于心肺功能不佳的老年人，部分肺水肿是由对少尿或无尿的急性肾损伤患者进行不适宜的静脉补液引起。肺水肿的治疗步骤如下。

1）立即让患者坐起，使肺内的液体重新分布。

2）给予吸氧。

3）根据患者病情酌情使用利尿药。

4）必要时经静脉给予小剂量吗啡，作为血管舒张药和抗焦虑药。

5）扩血管治疗，静脉注射硝酸盐类，同时监测血压，避免血压过低。

6）严重时立即开始行血液透析治疗。

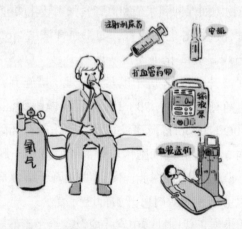

（7）控制感染：感染是常见并发症，也是导致急性肾损伤死亡的主要原因之一。应尽早使用抗生素。根据细菌培养和药物敏感试验结果选用对肾无毒性或毒性低的药物，并根据肌酐清除率调整用药剂量。所有的重症患者都有免疫系统功能障碍，因此，医院内感染的风险更高，对于透析的患者主要预防导管相关性感染。

（8）鉴别并治疗出血倾向：
由于血小板功能障碍，患者的出
血时间延长。急性肾损伤时，由

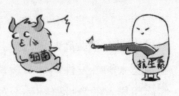

于肾清除胃泌素的功能下降，胃炎和胃肠道出血的情况更常
见。必要时可给予 H_2 受体阻滞剂或质子泵抑制剂预防胃肠道
出血，避免使用阿司匹林，必要时给予输血治疗。

（9）肾脏替代治疗：严重高钾血症、严重代谢性酸中
毒、容量负荷过重对利尿药治疗无效、心包炎和严重脑病等都
是透析治疗的指征。重症患者倾向于早期进行透析，其优点
有：①对容量负荷过重者可清除体内过多的水分；②清除尿毒
症毒素；③纠正高钾血症和代谢性酸中毒，以稳定人体的内环
境；④有助于液体、热量、蛋白质及其他营养物质的摄入。

（10）多尿的治疗：多尿开始时，治疗仍应维持水、电解
质和酸碱平衡，控制氮质血症和各种并发症。多尿期1周左右
后，血肌酐和尿素氮水平可逐渐降至正常范围。

（11）恢复期的治疗：一般无须特殊处理，定期随访肾功
能，避免使用对肾有损害的药物。少数患者进展至慢性肾脏
病，需长期随访治疗。

2. 急性肾损伤的预后如何？

急性肾损伤的预后主要同病因和并发症的严重程度有关。
急性肾损伤后存活的患者多数肾功能可以恢复正常，但5%的
患者肾功能不能恢复，需要维持性肾脏替代治疗，老年患者中
的比例可高达16%。另有约5%的患者肾功能虽然恢复，但将

逐渐发生慢性肾功能损害，表现为血肌酐虽恢复至正常水平，但可出现持续性高血压，伴或不伴有蛋白尿，可能与肾小球代偿性肥大和继发性局灶节段性肾小球硬化有关。肾前性和肾后性病因导致的急性肾损伤，如果早期诊断、治疗，大多数患者肾功能可恢复良好。部分病因导致的急性肾衰竭患者的病情较为严重，甚至需要肾脏替代治疗。如肾实质疾病导致的急性肾损伤患者，当合并多器官衰竭时，死亡率较高。如患者出现的并发症相对较少，死亡率为10%～30%，当患者合并多器官衰竭的严重并发症，死亡率可达30%～80%。

　　影响疾病预后的因素有：原发病、基础健康状况、急性肾损伤的严重程度、治疗时机和并发症等。老年患者、并发脓毒症、多器官功能障碍综合征和心脏手术后发生的急性肾损伤死亡率高。

第八章
慢性肾衰竭

一、慢性肾衰竭的基本知识

1. 什么是慢性肾衰竭?

肾脏是人体的重要器官。正常人有2个肾脏,位于脊柱两侧,右肾较左肾略低。肾脏是蚕豆形、质地柔韧的实质器官,表面有一层被膜包裹。由于肾脏仅有一部分被肋骨保护,故日常生活中应避免碰撞腹部,尤其注意保护腹部侧后部位,以避免损伤肾脏。

肾脏在人体的主要作用是排泄代谢产物与调节水、电解质和酸碱平衡,维持人体稳态。当肾脏出现问题,不能发挥其正常作用,导致代谢产物潴留,水、电解质和酸碱失衡,出现一系列全身各系统的症状,最后逐渐发展为慢性肾衰竭。通俗地讲,肾脏是身体这个大房屋的"下水道系统",负责排泄体内生成的代谢垃圾。一旦这个"下水道系统"不工作,整个房屋的垃圾就堆积在屋里,使室内环境恶化,影响其他系统的正常运转。

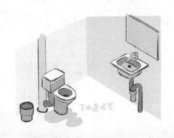

肾衰竭进展到终末期，即发展为尿毒症，患者需要接受代替肾脏工作的治疗，即肾脏替代治疗。

2. 慢性肾衰竭有哪些表现？

慢性肾衰竭早期症状不明显，很难引起人们注意，因此较难在早期发现，更何况早诊断和早治疗。但任何疾病无论起病多么隐匿，都会有一些蛛丝马迹可以被察觉，慢性肾衰竭也一样。当身体出现以下症状时，尤其存在肾脏病病史的患者，一定不能掉以轻心，要引起足够重视，及时就诊检查治疗。

（1）食欲缺乏、恶心、呕吐：看见平时喜欢的食物也不会有太大的食欲，偶尔还会出现恶心、呕吐的症状。这是因为体内产生的代谢废物和毒素不能经肾脏排出，在体内蓄积所产生的消化道症状。由于此类症状不典型，很多人误以为自己患胃

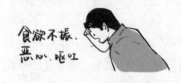

病、咽炎或"胃肠感冒"，没有重视或就诊于其他科室，从而延误慢性肾衰竭的早期诊断和治疗。

（2）水肿：慢性肾衰竭影响尿液生成，体内多余的水分会在眼部、脸部、足踝或腿部等部位潴留，表现为相应部位的水肿。导致水肿的原因有多种，中老年女性、下肢静脉回流障碍或心脏功能不佳的患者，可反复发生水肿，运动过度或晚上睡觉前饮大量水也可导致轻微水肿，但此类水肿一般持续时间较短，很快会消退，而慢性肾衰竭患者即使并未运动过度或晚上睡觉前很少甚至并未饮水也会出现持续时间较长的水肿。因水肿发生原因多且不易判断，当出现水肿后应及时就医，由专业

医务人员明确水肿的病因并给予治疗。

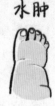

（3）疲惫乏力：慢性肾衰竭时体内代谢产物和毒素蓄积，会导致患者感到疲惫、乏力、精神不振。由于肾脏还可以产生促红细胞生成素，当发生慢性肾衰竭时，促红细胞生成素分泌减少，导致肾性贫血，此时也会加重疲惫、乏力症状。

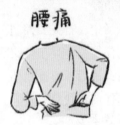

（4）腰痛：肾脏位于人体脊柱两侧，其体表位置位于两侧腰部。故慢性肾衰竭患者易出现腰痛、酸胀。如出现腰痛（并非由劳累、运动等因素诱发），且疼痛不能在一两天内消退时，要引起重视，应及时前往医院检查。

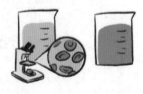

（5）尿液异常：慢性肾衰竭患者的尿液也会发生改变。体内蛋白质经肾脏时漏至尿液中，尿液就会出现持续不消退的泡沫，即蛋白尿。有时尿液颜色会发生改变，如尿中混有血液即会产生洗肉水样，甚至酱油色的尿液。慢性肾衰竭患者排尿次数也会发生改变，有时候是频繁地想上厕所，有时候出现尿量变少。一些疾病还会导致夜尿次数增多，以及尿频、尿急、尿痛等症状，这些情况需要前往医院检查尿常规等，以确定是否存在尿液异常。

（6）血压升高：如果出现头晕、头痛、后颈发紧等情况，要警惕是否存在血压异常。慢性肾衰竭时，体内多余的水分排不出去、肾素-血管紧张素-醛固酮系统激活等原因造成血压升高，此时并不是单纯的高血压，而是慢性肾衰竭的表现。早期控制血压对延缓慢性肾衰竭进展极为重要。

（7）血糖代谢紊乱：慢性肾衰竭时，由于肾脏对胰岛素灭活能力减弱，导致胰岛素在体内蓄积，引起胰岛素抵抗，导致血糖代谢紊乱。应用胰岛素治疗的糖尿病患者发生慢性肾衰竭后，由于胰岛素灭活减弱，若不及时调整胰岛素剂量，易导致低血糖，故监测慢性肾衰竭患者的血糖非常重要。

为了预防慢性肾衰竭的发生，在日常生活中，首先要控制饮食，加强锻炼，避免酗酒、过度肥胖等，保持身体处于健康状态；其次生活作息要规律，避免经常熬夜；最后不要乱用药物，以免出现药物相关性肾损害。出现上述任何症状时要及时前往正规医院就诊，做到早发现、早诊断、早治疗。

二、慢性肾衰竭的并发症

（一）慢性肾衰竭与心血管疾病

1. 肾脏与心血管系统的关系？

肾脏是一个血流极其丰富的器官。正常成年人的双肾每分钟血流量约1200 ml，占心脏全部射血量的20%～25%。此外，肾脏在电解质平衡、体液容量和血压调节中发挥重要作用。肾脏本身还是一个内分泌器官，合成并释放肾素、前列腺素等活性物质，调节心血管的功能与代谢。因此，肾脏和心血管系统在血流动力学的调节、代偿和适应方面密不可分。心脏和肾脏作为人体两大重要的器官发挥着重要的生理功能，它们通过神经、体液调节相互关联和互相影响。心脏和肾脏中任何一个器官的功能受损，将会累及另一个器官，若损伤因素长期存在会导致2个器官产生严重而持久的功能损害。

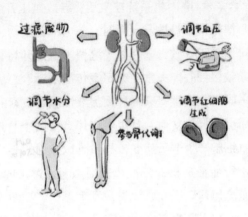

过滤废物　调节血压

调节水分　调节红细胞生成

参与骨代谢

2. 慢性肾衰竭为何多并发心血管疾病？

慢性肾衰竭是心血管疾病的经典危险因素。许多心血管疾病的症状也常见于慢性肾衰竭患者，如心绞痛、心脏肥大等。心血管疾病伴随的高血压、糖尿病、脂代谢异常、吸烟、肥胖等因素也是慢性肾衰竭的危险因素。另外，慢性肾衰竭患者常出现贫血、营养不良、钙磷代谢异常、继发性甲状旁腺功能亢进症、氧化应激、炎症反应、蛋白尿、肾小球滤过率降低、高钾血症、高同型半胱氨酸血症、高尿酸血症等因素也会促进心血管疾病的发生。

3. 慢性肾衰竭可引起哪些心血管疾病？

慢性肾衰竭可以导致多种心血管疾病的发生，如高血压、心律失常、心力衰竭、心绞痛和心脏肥大等。

（1）高血压：慢性肾衰竭患者常合并肾性高血压。因肾脏排出多余水分的功能减弱，导致过多的水分在体内潴留，同时肾素-血管紧张素-醛固酮系统被激活，导致血压升高。

（2）心律失常：慢性肾衰竭时，体内代谢废物、钾离子和酸性物质排出受阻导致毒素在体内潴留、血钾升高和代谢性酸中毒，可导致多种心律失常，如房室传导阻滞、心房颤动、心室颤动等。同时，慢性肾衰竭导致促红细胞生成素的生成大量减少，从而引起严重贫血，且患者多伴有食欲减退，以上因素均会使心肌细胞产生严重病变，导致难以控制的心律失常。另外，对于进行血液透析的慢性肾衰竭患者，过量的超滤脱水、不适宜的血流速均会诱发心律失常发生。

（3）心力衰竭：由于慢性肾衰竭导致肾排泄功能受损，患者体内潴留的液体增加，心脏为了输送过量的液体，长期超负荷工作，从而导致心肌细胞出现劳损，进而导致心肌肥大，心脏收缩功能下降，出现心力衰竭。此外，高血压和严重贫血亦为心力衰竭的诱发因素。

（4）心绞痛：慢性肾脏病患者多合并钙磷代谢紊乱和甲状旁腺功能亢进症。长期的钙磷代谢紊乱和甲状旁腺功能亢进症可导致组织、器官钙化。冠状动脉受累使心肌供血不足，从而引起心绞痛。当患者进行血液透析治疗时，若超滤脱水速度较快，短时间内循环血量迅速减少，冠状动脉血流下降，心肌细胞缺血、缺氧，也可出现心绞痛。

（5）心脏肥大：慢性肾衰竭时，患者体液潴留，心脏被迫排出更多的血液，长此以往，心肌细胞代偿性肥大，引起心脏肥大；此外，慢性肾衰竭患者易出现高血压，使心脏向血管射血的阻力增加，心脏需要加强收缩力才能将血液射入血管内。久而久之，心脏为适应这种射血阻力的增加，心肌细胞代偿性肥大以增加收缩力，心脏变得肥大。

（6）其他：慢性肾衰竭患者常合并脑卒中、低血压、大血管动脉粥样硬化性病变、血管钙化、心脏瓣膜钙化、心肌纤维化、心包炎等疾病。

4. 慢性肾衰竭并发心血管疾病的概率和危害大吗？

慢性肾衰竭患者的心血管疾病的发生率高达63%，而非慢性肾衰竭人群发生心血管疾病的概率仅为5.8%。心血管疾病是慢性肾衰竭患者最常见和最严重的并发症，亦是导致慢性肾衰竭患者死亡的首要原因。慢性肾衰竭患者心血管疾病的病死率是普通人群的10～20倍，对健康有极大的威胁，故大家一定要提高警惕，患有慢性肾衰竭的心血管疾病患者，应该积极配合治疗。

5. 如何预防慢性肾衰竭对心血管系统的损害？

对慢性肾衰竭患者心血管并发症的防治应采取综合措施，即积极预防，及早治疗，这对提高患者生活质量、降低病死率有重大意义。

6. 慢性肾衰竭合并心血管系统疾病应如何治疗？

（1）生活干预：慢性肾衰竭患者的免疫力低下，易受到感染，且感染不容易得到控制。感染可加重心脏负担，诱发心力衰竭，降低患者对透析的耐受性，严重时甚至危及生命。因此，在日常生活中，要增强人体免疫力，戒烟，适量运动，注意保暖，避免感冒，积极预防和治疗感染。同时保持大便通畅，防止便秘。

（2）控制饮食：给予低盐、低脂、优质蛋白质饮食，如牛奶、鱼、鸡蛋、瘦肉等；根据肾功能情况适当限制钾盐的摄入。补充钙质，纠正低钙血症。避免食用香肠、饮料等加工食品，减少磷的摄入。对于继发性甲状旁腺功能亢进症的患者，应在控制好钙磷代谢的前提下，定期复查甲状旁腺激素水平，必要时应用药物或手术治疗（甲状旁腺切除术），避免发生组织或血管钙化。避免使用可导致心律失常的药物。

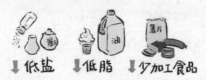

（3）纠正贫血和营养不良：慢性肾衰竭的患者需根据体内铁元素和叶酸储备情况适当补充铁剂和叶酸等造血原料，同时应用促红细胞生成素纠正贫血，也可应用罗沙司他等新型治疗肾性贫血的药物。对于营养不良的患者可补充肠内营养药物，必要时输注白蛋白。

（4）控制血压、血糖：保持良好的心情，避免情绪激动引起血压升高，必要时应用降压药控制血压。血液透析患者在透析当天如何应用降压药，应向医师咨询。血液透析时保持血压稳定，避免透析中出现低血压或血压大范围波动；糖尿病患者应给予糖尿病饮食和恰当的药物控制血糖，防止血糖波动过大，避免糖尿病相关并发症的发生。

（5）血液净化治疗：终末期肾病患者可接受血液净化治疗，主要包括血液透析和腹膜透析。这2种透析方式均可消除水钠潴留，减少身体内毒素蓄积，改善心脏功能。对于接受血液透析的患者，应避免在透析间期体重增长过多，以致短时间内超滤大量液体，脱水的速度过快，从而导致低血压。血液净化治疗也可改善心功能。

（二）慢性肾衰竭与肾性贫血

1. 什么是肾性贫血？

贫血这个词大家或许并不陌生，许多原因都可导致人体内出现贫血，如造血原料缺乏，造血微环境异常，造血干细胞异常和溶血性、失血性贫血。而与肾衰竭相关的贫血被称为肾性贫血。肾功能的损害为何会引起贫血？肾性贫血与其他贫血有什么共同之处，又有什么区别？肾性贫血有哪些特有的症状？又该如何治疗？

首先，我们需要了解一下什么是贫血。贫血是人体外周血红细胞容量减少，低于正常范围下限的一种常见临床症状。由于红细胞容量测定较为复杂，一般以血红蛋白（hemoglobin，Hb）浓度代替。我国贫血的诊断标准：在我国海平面地区，成年男性血红蛋白小于130 g/L，成年非妊娠女性血红蛋白小于120 g/L，成年妊娠女性血红蛋白小于110 g/L。久居高原地区居民的血红蛋白浓度比海平面地区较高，故能适应低氧含量的高原空气。而海平面地区的居民初入高原时可能会出现头晕、气短的症状（称为高原反应），这就是红细胞携氧能力相对不足而产生与贫血较为相似的症状。贫血可以对皮肤、黏膜、呼吸系统、循环系统、消化系统和泌尿生殖系统产生多种不良影响。

肾脏的主要功能除了排泄代谢产物，保持体内水、电解质和酸碱平衡以外，还具有重要的内分泌功能。肾脏可分泌包括肾素、血管紧张素、1,25-（OH）$_2$D$_3$、促红细胞生成素等，它们共同作用以维持人体内环境的稳定。而促红细胞生成素是维持骨髓正常造血的重要物质。由于各种慢性肾脏病的最终发展结局是慢性肾衰竭，而随着肾功能逐渐丧失，肾脏分泌的促红细胞生成素也逐渐减少，故必然会导致肾性贫血的发生。肾性贫血是慢性肾衰竭的常见并发症之一，在慢性肾衰竭患者中的发生率可高达约90%。关于诊断肾性贫血需满足以下条件：①患有慢性肾脏病，并已有肾功能损害；②血红蛋白水平已达到贫血的标准；③排除肾源性以外因素所导致的贫血。

2. 肾性贫血的发病原因有哪些？

导致肾性贫血的原因主要有以下5个方面。

（1）促红细胞生成素的生成减少：促红细胞生成素是一种主要由肾脏大量产生的内分泌性激素，在肝、脑等组织中只产生少量。促红细胞生成素可促进红细胞生成，维持血红蛋白的稳定。肾衰竭时，肾脏内分泌功能受损，促红细胞生成素分泌减少，从而导致肾性贫血。

（2）尿毒症毒素的抑制：肾脏的主要功能是通过产生尿液带走血液中的代谢废物和多余的水分。肾脏受损后，其排泄代谢废物的功能受损，肌酐、尿素氮等大量尿毒症毒素积存于体内，对骨髓造血微环境产生不利影响，可抑制骨髓造血和破坏红细胞，从而导致肾性贫血。

（3）铁代谢异常：铁是合成血红蛋白必不可少的原料，慢性肾衰竭患者由于饮食控制和常伴有恶心、呕吐等消化道症状，使人体内铁储备和摄入相对不足，导致铁缺乏，这也促进了贫血的发生。慢性肾衰竭若合并全身炎症状态也可导致铁调素水平升高。铁调素是由肝脏产生，是铁代谢中具有重要负向调节作用的激素，其功能是抑制细胞内的铁进入血浆。铁调素的表达升高可抑制铁的吸收，进而抑制血红蛋白的合成，加重人体贫血的程度。针对铁调素治疗肾性贫血的相关研究是目前研究的热点之一。

（4）微炎症状态：慢性肾衰竭患者体内多种炎症因子表达均升高，使人体处于微炎症状态。在此状态下，人体多种代谢活动均受影响，包括血红蛋白的合成。加之慢性肾衰竭患者易合并慢性感染和营养不良等，抑制了促红细胞生成素的合成和降低其生物活性，从而加重贫血。

（5）其他因素：有研究表明维生素 D 缺乏也是导致肾性贫血产生的危险因素。慢性肾衰竭患者常合并维生素 D 缺乏，这也是加重肾性贫血的因素。另外，由于长期肾脏病的影响，慢性肾衰竭患者会出现恶心、呕吐等消化系统功能紊乱症状，若未及时治疗，长此以往可导致患者营养不良。食物和营养物质摄入不足使其他造血原料，如叶酸、维生素 B_{12} 等的摄入或吸收不足，导致造血原料缺乏和血红蛋白合成不足，贫血加重。

3. 肾性贫血的临床表现有哪些？

肾性贫血作为贫血的一种特殊类型，其临床表现为贫血的常见症状，包括头晕、头痛、乏力、嗜睡、记忆力减退、注意力难以集中等神经系统症状。为保证重要脏器的供血，人体会减少皮肤、黏膜的供血，因而出现皮肤、黏膜苍白，尤以甲床、眼睑结膜、口唇为明显，称之为贫血貌；血红蛋白携氧不足，难以满足人体所需氧气量，轻度活动即会出现呼吸加深加快、心率加快，甚至诱发心律失常等呼吸循环系统症状。当贫血长期未纠正，心脏搏动加快，提高射血量，以满足人体重要器官的供血、供氧。但心脏长期高负荷工作，负担加重，可导致心肌肥厚、心脏增大，最终导致心功能不全；消化系统的器官供血不足导致消化道蠕动减弱，消化腺功能减退，导致食欲减退、消化不良等非特异相关消化道症状。长期肾损害所致肾性贫血的患者，除上述贫血的症状外，还会表现出有原发性肾病的症状，包括水肿、高血压、恶心、呕吐等。

4. 如何治疗肾性贫血？

当慢性肾衰竭患者出现贫血，且排除其他因素所致贫血时，即可考虑为肾性贫血。如之前所提到的，肾性贫血的根本机制是促红细胞生成素分泌不足。在肾性贫血治疗方面可针对其病因给予补充外源性促红细胞生成素。对于慢性肾衰竭的患者，当血红蛋白＜100 g/L时，可考虑应用促红细胞生成素（皮下或静脉注射），须根据患者血红蛋白水平、注射后的恢复情况和透析状态等来调整药物剂量和用药频率。由于慢性肾衰竭患者常控制饮食中蛋白质摄入，且易合并营养不良、恶心、呕吐等消化道症状，铁和叶酸等造血原料摄入不足的现象较为常见，从而加重贫血症状。治疗上在给予促红细胞生成素的同时，要根据体内铁储备和叶酸水平给予补充造血原料。补铁可分为口服和静脉2种途径，根据患者是否缺铁，缺铁的程度，透析方式和消化、吸收情况来调整补铁的用量和方式。口服铁剂使用方便，但易刺激消化道，且铁吸收效率较低导致补铁效果欠佳。而静脉补铁效果较口服补铁好，但注射时易发生过敏反应，故须在有医疗监护的条件下应用。叶酸和维生素B_{12}等其他造血原料通常采用口服补充方式补充，并根据实验室复查结果调整应用剂量。如补充足量造血原料的情况下，纠正贫血的效果不佳，须观察是否有其他影响因素，如消化道慢性失血、感染、骨髓功能异常等，此时应给予针对性纠正。若存在促红细胞生成素抵抗现象，更换剂型和给药方式可能会取得较好的效果。尽量避免输血，特别是肾移植的患者，因为输血可能产生的致敏状态不利于肾移植。

近年来，针对肾性贫血的药物研发工作进入了新阶段。得益于对缺氧诱导因子的研究，新型治疗肾性贫血的药物罗沙司他已经面世。缺氧诱导因子能使促红细胞生成素表达增加，还能使促红细胞生成素受体和促进铁吸收、循环的蛋白表达增加。罗沙司他通过模拟脯氨酰羟化酶的底物之一"酮戊二酸"来抑制脯氨酰羟化酶，促进内源性促红细胞生成素的生成，从而达到纠正肾性贫血的目的。罗沙司他作为口服药物，不仅克服应用促红细胞生成素需要注射的弊端，且对血压的影响也较小。可以说罗沙司他的面世为肾性贫血的治疗带来了革命性的突破。

随着慢性肾衰竭患者数量的增加，合并肾性贫血的比例较高，故肾性贫血患者数量也会增加。肾性贫血多个方面影响人体的正常状态，长期未纠正的贫血会导致人体产生一系列的异常，应引起医师和患者注意。慢性肾脏病患者应定期检查肾功能、血常规、铁代谢等以了解近期的肾功能和贫血的情况，尽早发现，积极纠正贫血，减少其他相关并发症，获得更好的生活质量。

（三）慢性肾衰竭与矿物质和骨代谢异常

1. "肾虚"到底指什么？肾脏的功能有哪些？

作为肾内科医师，总能在门诊听到一些患者说"医师，我肾不好，我从小肾就不好，我肾虚"，但患者的症状、体征和肾内科相关的检查中都没有任何异常。"肾虚"是中医学的概念，泛指因人体内肾的精气阴阳不足而导致的多个系统的病症，主要表现为耳鸣、耳聋、发脱枯悴、齿摇稀疏、腰背酸痛、小腿软、足跟痛、性功能失常、尺脉弱等。西医中肾功能异常是指肾脏的正常生理功能受到损伤。肾脏是人体的重要排泄器官，具有4个主要功能。

（1）过滤形成尿液并排出代谢废物：人体摄入物质经过肾脏过滤，保留葡萄糖、氨基酸、钙、磷等物质，排出尿素、肌酐和部分有毒物质。

（2）分泌肾素-血管紧张素：帮助血管收缩，分泌前列腺素、缓激肽帮助血管扩张，维持血压稳定。

（3）分泌促红细胞生成素：维持和促进正常的红细胞代谢。

（4）分泌1,25-二羟维生素D$_3$调节钙的代谢：当肾衰竭时，一方面，肝脏来源的25-羟维生素D不能有效转化为活性维生素D（1,25-二羟维生素D，即骨化三醇）。骨化三醇合成减少，会导致胃肠道钙的吸收减少，导致血钙降低。另一方面，肾脏的排磷量占磷排出总量的70%，磷的排出量减少导致高磷血症。如此一来，慢性肾脏病患者会出现低钙、高磷现象。人体是一个巨大的工厂，当体内调节发生问题，就有解决问题的"工程师"出现，即甲状旁腺激素（parathyroid hormone，PTH）就出马了，为了改善这一现象，人体内的PTH分泌增加，刺激骨质中的钙溶解，增加钙的吸收，而抑制磷的吸收，升高血钙，同时促进尿磷排泄，最终使血磷降低。可是当肾功能进一步衰竭，血磷便进一步蓄积在体内无法排出，血磷升高会进一步导致皮肤瘙痒，在钙磷代谢体系中，高磷会抑制骨化三醇的生成，血钙进一步降低，而PTH分泌过多，导致继发性甲状旁腺功能亢进症。此时，PTH带来的害处就大于益处了，过多的PTH为了使血钙增加导致骨质破坏加重，同时使纤维组织增加，形成新骨，引起骨痛、骨骼畸形等不良后果，慢性肾脏病患者生活质量受到极大影响。PTH大量分泌，骨质中的钙被进一步溶解，逐渐导致体内游离钙增加，游离钙沉积在人体内的血管和软组织中，进一步导致全身血管和软组织的钙化，从而加重发生心血管疾病的风险，而当

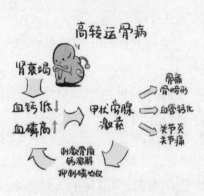

钙沉积在关节周围则可出现关节的炎症、疼痛、僵硬等不适。以上是我们所说的慢性肾脏病的并发症肾性骨病的第一种类型，称为高转运骨病。

肾性骨病的第二种类型，称为"低转运骨病"，多是由于骨化三醇的过度使用或用高钙透析液透析过度，抑制PTH从而导致PTH水平正常或降低，常见于老年人、腹膜透析者和糖尿病患者。因为在慢性肾脏病患者中，骨骼对PTH存在抵抗作用，PTH升高血钙的作用与正常人相比减弱，PTH升至正常水平2～4倍。如过度抑制PTH，降低骨转运，引起低转运骨病。

肾性骨病的第三类称为混合性骨病，同时具有高转运骨病和低转运骨病的特点。

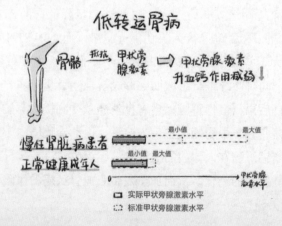

2. 如何对慢性肾衰竭矿物质和骨代谢异常患者实施磷的管理?

对于慢性肾衰竭矿物质和骨代谢异常患者来说，磷的管理对肾性骨病的控制意义重大，国家肾脏病临床医学研究中心建议，对于慢性肾脏病3～5期患者，若血磷水平超过目标值，建议限制饮食中磷的摄入（800～1000 mg/d），或联合其他降磷治疗。建议限制摄入蛋白质的总量，选择磷/蛋白比值低、磷吸收率低的食物，限制摄入含有大量磷酸盐添加剂的食物。限制含钙磷结合剂的使用，尽可能避免高钙血症，强调磷结合剂使用的个体化。

生活中常见的含磷高的食物包括种饮料、加工类食品（如火腿、腊肉、各种方便面、快餐食品等）、粗粮、坚果等。除了减少摄入饮食中的磷，还可以通过口服含磷结合剂来减少体内的磷。除控制磷的水平以外，我们还可以通过口服骨化三醇、应用钙受体激动剂和手术等方式降低PTH，缓解肾性骨病。每个患者自身情况不同，应在肾内科医师指导下制订个体化的治疗方案。

三、慢性肾衰竭与肾脏替代治疗

1. 控制慢性肾脏病是否可以延缓肾衰竭?

如为高血压、糖尿病、系统性红斑狼疮、心力衰竭、重金属（铅、镉等）中毒等导致的继发性肾脏病，需积极治疗原发病。除积极控制原发病，患者还需要在生活中的方方面面做出努力。饮食是维持每个人新陈代谢和生活中必不可少的一部分，对于慢性肾脏病患者来说，低盐、优质低蛋白饮食必不可少，除此之外，患者还需摄入适量的优质脂肪和碳水化合物，保证热量摄入。

控制蛋白尿可以延缓肾功能减退，可以通过摄入优质低蛋白饮食来减少蛋白尿，对于CKD 1～2期患者，蛋白质摄入应该控制在0.8 g/（kg·d）左右；对于CKD 3～4期患者，应该控制在0.6 g/（kg·d）以下；对于已经进入肾脏替代治疗的患者则应给予适量的高蛋白饮食，以补充透析过程中所丢失的蛋白质，约1.2 g/（kg·d）。除了从饮食上减少蛋白尿，患者还可以辅助ACEI和ARB来减少蛋白尿，延缓肾功能减退。

对于慢性肾脏病患者来说，须严格控制血压，通过血压控制可以延缓肾脏病的进展，降低心血管疾病的发生风险。一般来讲，慢性肾脏病血压控制的目标为130/80 mmHg以下，理想的范围是130～110/80～70 mmHg。血压长期过高会加重肾脏的缺血而导致肾衰竭，同时，当肾功能受损时，肾素分泌过多使血管收缩，从而导致肾性高血压，两者互为因果。近年来，有研究对透析患者的死亡原因进行分析发现，大部分透析患者的死亡原因不是肾衰竭，而是心脑血管疾病。因此，对于慢性肾脏病患者，无论是延缓肾衰竭还是降低死亡率，将血压控制在理想范围十分重要。慢性肾脏病患者降压的基础是限盐，应该将盐控制在3 g/d左右。

长期的糖尿病会损伤肾脏，导致糖尿病肾病患者和很多慢性肾脏病患者为了控制原发病长期服用激素，激素的不良反应之一为血糖升高，为了不使肾脏继续"受伤"，患者应该监测血糖，良好的血糖控制可显著延缓慢性肾脏病的发展。

肾脏病是免疫性疾病，任何感染均可导致肾脏病的复发并使肾功能恶化。因此，在日常生活中，患者应该保持个人卫生，注意保暖，避免受凉，预防感冒，少去人员聚集的场合，保护好自己。

对CKD 3～5期的患者应采用肾脏一体化治疗，在上述基础上改善贫血，纠正钙磷代谢的紊乱。对于所有慢性肾脏病的患者来说，定期监测肾功能，评估病情，避免肾毒性药物都是生活中需要注意且必不可少的事情。

建议慢性肾脏病患者准备1个"记事本"，记录每天的血压、体重，每周定期监测血糖的情况，并记录服用药物的名称、频率。当发现自己的体重有明显的变化或发现自己有些"水肿了"时，需要记录24 h尿量，并与自己正常情况下做对比。将定期检查的结果按照时间顺序排序保存，这些习惯使自己对自己的病情变化有一个直观的认识，随访时将以上记录供肾内科医师参考，让医师对自己的病情有更全面的认识。

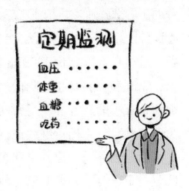

2. 如何正确认识尿毒症？

尿毒症是指肾脏病已经发展到最终阶段，肾功能已经严重受损，不能代偿人体正常生理需要的临床综合征。很多人对尿毒症闻之色变，感觉像是被判死刑一样，或觉得自己和癌症患者一样，给自身造成巨大的心理压力，但其实不然，尿毒症有多种治疗手段，通过治疗，尿毒症患者不仅生存时间可延长20年甚至更长，而且可以回归社会，继续学习、工作和生活。随着医疗技术的进步，尿毒症的治疗方式也在不断发展，尿毒症患者的预期寿命也在延长，患者要正确认识尿毒症，积极配合治疗。随着生活质量的不断提高，患者应以健康、积极的态度对待疾病和生活，也应该根据临床心理医师的建议进行定期或不定期的心理咨询、评价，如有必要，可进行心理干预。

3. 何时开始肾脏替代治疗？

肾脏替代治疗的方式一般有3种：①血液透析治疗；②腹膜透析治疗；③肾移植。由于各种条件限制和制约，绝大部分的患者选择血液透析或腹膜透析治疗，具体方案应该咨询主管医师。目前，透析开始的时机选择仍然是一个充满争议的问题，过早开始透析不但使医源性损伤的概率上升，而且增加个人、家庭和社会负担，降低患者和家庭的生活质量。若经医师评估还可靠药物和自身肾功能维持水、电解质和酸碱平衡及营养状态，则仍可继续进行一段时间的非替代治疗，但需要密切监测各项治疗效果和患者的总体状态。但当肾功能降低至一定值时，就需要根据检查结果和医师的建议决定是否开始透析治疗。由于透析会降低生活质量且费用较高，故透析开始时，患者及其家属多有较大的心理压力和一定的恐惧感，导致很多家庭一般希望尽量延迟透析开始的时间，但延迟透析可能会引发严重的并发症，使患者的病情加重，还会影响患者后续的生活质量和生存时间。因此，患者需定期前往医院随诊，如果肾功能损害加重，就应该及时开始肾脏替代治疗。

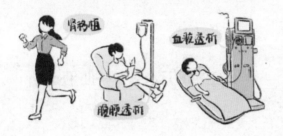

第九章

血液净化

一、生命的支柱——血液透析

1. 什么是血液透析？

血液透析就是老百姓所谓的"洗肾"或"人工肾"，是尿毒症患者肾功能不足以负担身体的日常运作时最常使用的肾脏替代治疗方法之一。中国约90%的尿毒症患者选择了血液透析，10%的尿毒症患者选择了腹膜透析，极少数幸运儿获得了肾移植机会。目前我国正在接受血液透析的患者约70万人。

要想了解血液透析首先要了解肾脏的功能。肾脏可以清除血液中的代谢废物、有害物质和过多的水分，同时还有一些内分泌功能，如生成促红细胞生成素（有造血功能）和活性维生素D（有"养骨"功能）等。血液透析可以部分替代尿毒症患者肾脏"清洁工"的工作，而肾脏的部分内分泌功能需要药物长期补充。

2. 血液透析适用于哪些人群？

血液透析是采用弥散和对流的原理来清除血液中的代谢废物、有害物质和过多水分。血液透析既可以用于尿毒症患者的肾脏替代治疗，也可用于治疗药物或毒物中毒等。因此，来到血液透析中心的患者，既有尿毒症维持性血液透析的患者，也有急性肾衰竭与严重水、电解质和酸碱平衡紊乱的患者，还有常规内科治疗无效的严重水肿、心力衰竭、肝衰竭患者，当然还有中毒（如鱼苦胆、毒蘑菇、百草枯、精神类药物等）的患者。

患者是否需要血液透析治疗一般由有资质的肾脏专科医师决定。肾脏专科医师负责血液透析患者的筛选、治疗方案的制订等。一般而言，患者肾小球滤过率（glomerular filtration rate，GFR）<15 ml/（min·1.73 m^2）且出现下列临床表现之一者，可以考虑开始维持性血液透析：①不能缓解的乏力、恶心、呕吐、瘙痒等尿毒症症状或营养不良的表现；②难以纠正的高钾血症；③难以控制的进展性代谢性酸中毒；④难以控制的水肿和高血压，合并充血性心力衰竭或急性肺水肿；⑤尿毒症性心包炎；⑥尿毒症性脑病和进展性神经病变；⑦其他需要由医师决定的血液透析情况。需要注意的是，高风险患者（如合并糖尿病）应适当提前开始透析治疗。无论临床症状如何，患者 GFR<6 ml/（min·1.73 m^2）时应立即开始透析治疗。

血液透析无绝对禁忌证。但是，如果患者存在以下情况，应慎重考虑是否使用床旁透析来代替普通血液透析：①颅内出血或颅内压增高；②药物难以纠正的严重休克；③严重心肌病变伴难治性心力衰竭；④活动性出血；⑤患者有意识障碍，不能配合血液透析治疗。

血液透析作为一种高科技手段，也是有风险的。因此，在对患者启动透析治疗前，肾脏专科医师会将血液透析的必要性

和并发症风险与患者及其家属进行充分的沟通。患者及其家属签署血液透析知情同意书后，方能开始血液透析治疗。

3. 血液透析的原理是什么？

要想进一步了解血液透析的原理，可以参观一下血液透析中心，这样就会理解为什么要把血液透析比作是"体外清洁工"了。清洁工一般可以提供上门服务，而"血液透析"这个"钟点工"还是比较"傲娇"的。首先，它不提供上门服务，需要患者自行前往血液透析中心，每周2～3次；其次，血液透析价格有点昂贵，一次需要400～500元。

在血液透析中心，可以见到"清洁工"是如何工作的，下文主要介绍一下血液透析的场所和需要用到的"零部件"。

（1）血液透析接诊室：在接诊室，患者会完成体重、血压、心率、体温（必要时）的测定，还有透析治疗参数的设定。血压＜90/60 mmHg的患者，透析风险很大。体重主要用于计算本次透析的超滤量，就是透析机本次需要清除多少水分。透析前体重（kg）－干体重（kg）就是本次需要透析机帮忙清除的多余水分（kg），这个数值再乘以1000就可以折算成本次透析需要超滤的毫升值。

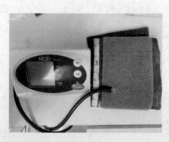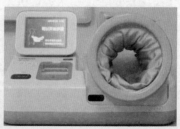

说到"干体重"，人们并不陌生，但对其中的细节可能不太清楚。最佳干体重的定义是患者透析后可耐受的最低体重。干体重如果没有掌握好，患者就容易出现水肿或心力衰竭。如果透析过程中脱水过多，会出现肌肉抽动，透析中低血压和透析后乏力、头晕、眼花等诸多不适。因此，确定合适的干体重很重要，标准有6条：①透析过程中无明显低血压；②透析前血压得到有效控制；③临床无水肿表现；④胸部X线片无肺淤血征象；⑤心胸比值男性<50%，女性<53%；⑥有条件者也可应用生物电阻抗法等技术进行人体容量评估。

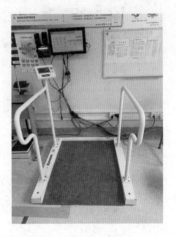

在接诊室还可以见到人体成分分析仪。这个仪器可以协助医师判断患者体内有多少多余的水分，俗称"机测干体重"。有些人体成分分析仪只能在透析后使用，而血液透析患者专用的人体成分分析仪在透析前后都可以使用。当然，偶尔也会得到"肉测干体重"，也就是当患者在透析过程中出现了低血压，此时患者的体重约等于干体重，但这种用生命试探干体重的做法是不提倡的。

或许，"肉测干体重"的患者也有自己的无奈之处，就是"管不住自己的嘴"，可能周末一天时间，体重不小心就超标了。那么，有哪些控制饮水的日常小技巧呢？这里有2个关键字——"水"和"盐"。控制饮水可以采取以下小技巧：①口

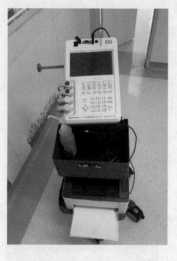

渴时口含冰块、用冰水漱口、含润喉片、嚼口香糖等；②用有刻度的小杯子饮水；③用新鲜的或带有香味的菜和香料（如葱、姜、蒜、醋、花椒、胡椒粉、柠檬汁等）来代替盐，以增加食物的美味程度。

透析参数除了上面说的超滤量外，还包括透析时间［3次/周，每次4.0～4.5 h；残肾功能>2 ml/（min·1.73 m²）时可选择2次/周，每周总治疗时间不低于10 h］、透析血流速度（200～250 ml/min，一般血流量可以设置为体重的4～5倍）、透析液流量（通常为500 ml/min）和抗凝药物（低分子肝素或普通肝素）。如果患者有皮下出血、鼻出血、阴道出血、牙龈出血、黑便等出血倾向，需要向导诊区医师报备。

（2）血液透析机：进入血液透析治疗大厅，第一眼就会见到血液透析机。它主要由血循环控制系统、透析液供给控制系统、超滤控制系统三大功能系统构成。

一般来说，不同品牌的血液透析机功能相似。只有1个血泵的是普通血液透析机，有2个血泵的是血液透析滤过机（可以清除更多的中分子毒素）。透析机有治疗前的开机自检程序和治疗中的定期自检程序，以及实时工作状态监测传感器等，安全性能高。

透析机可以设置透析液温度，通常为36.5 ℃左右。对于

高热患者，可适当调低透析液
温度，以达到降低体温的作用。
如果患者反复发作透析低血压，
且与血管反应性有关，可适当调
低透析液温度。通常患者可以耐
受的透析液温度为34～35 ℃。

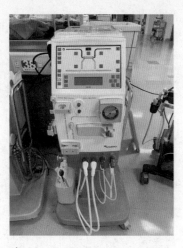

目前使用的透析机通常都
带有钠曲线、超滤曲线等功能，
以便在透析过程中调整透析液
钠离子和超滤模式。

血液透析的一个主要目的是清除体内多余的水分。医师会
根据患者容量状态、心肺功能、残肾功能、血压水平等情况设
定透析超滤量和超滤速度。一般每次透析超滤总量不超过体重
的5%，超滤速度不超过0.35 ml/（kg·min）或13 ml/（kg·h），
以避免透析低血压的出现。如果患者存在严重水肿、急性肺水
肿等情况，超滤速度和总量可适当提高。这样在1～3个月可逐
步使患者透析后体重达到"干体重"。

新型血液透析机有很多"高大上"的功能，如在线Kt/
V模块、血容量监测功能、前后稀释自动调节等，这样可以
使血液透析治疗更充分、更安全、更精细且操作便利。每次
透析前，机器会完成自检。如果自检不能通过，就需要工程
师进行维修。透析结束后会有消毒过程。当看到有的机器没
有被使用，患者肯定会比较着急，怀疑护士为什么不给自己
上机。其实，可能是机器尚在自检或消毒。血液透析室的工
程师会定期对透析机进行校正，以保证机器各项参数的正常

运行。

（3）透析器："工欲善其事，必先利其器"。透析机旁竖着的粗管子就是人工肾最核心的部件——透析器。毒素和水分通过透析器进行交换和清除。目前临床使用最多的一类透析

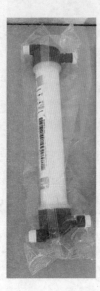

器是空心纤维型透析器，最常用的透析膜材料为合成膜。一般而言，刚进入透析时的诱导透析阶段，患者需要使用面积较小的透析器（如1.2 m^{2}膜面积），而维持性血液透析患者需要使用较大面积的透析器以增加毒素清除率。做高通量透析时，需要使用高通量透析器；做血液透析滤过时，需要使用血液透析滤过器。为了提高血液透析的质量和安全性，建议患者选用生物相容性好的透析器。如果考虑患者透析器过敏，可以试用另一种材质的透析器。如果透析下机后发现透析器有凝血，需要增加抗凝药物的剂量。

（4）透析管路和穿刺针：把患者和透析器连接起来的管子就是透析管路。目前透析管路和穿刺针已全部国产化，蓝色和红色分别代表静脉端和动脉端。使用中心静脉导管透析的患者，会分别连接导管的静脉端和动脉端。如果是内瘘患者，会连接内瘘穿刺针。如果对国产穿刺针过敏的患者，可以考虑换用进口穿刺针。还有一种内瘘穿刺的套管针是带钢芯的塑料针，长期使用这种穿刺针更有利于保护内瘘血管。

（5）抗凝药物：如上所述，血液透析机与患者之间通过透

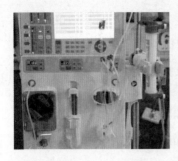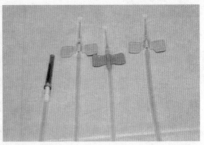

析器、透析管路和穿刺针形成一个闭环。通过血液透析机上的血泵产生的动力，将患者身体里的血液从动脉端运送进透析器以进一步清洗，并通过静脉端将干净的血液运输回患者体内。为什么患者的血液在体外不会凝固呢？这是因为患者在血液流出之前，护士通过穿刺针或透析导管向患者体内注入了抗凝药物。常用的抗凝药物有普通肝素和低分子肝素。相对而言，低分子肝素的分子量比较整齐，出血风险、脂代谢紊乱和骨质疏松的不良反应比普通肝素少一些。如果患者存在活动性出血或高风险出血倾向，可以临时采用无肝素透析或枸橼酸透析。女性患者如果月经过多，也可以在月经期采用无肝素透析。需要留意，无肝素透析或抗凝药物不足会造成透析器凝血和透析导管静脉壶或动脉壶凝血（此时肉眼观察到透析器是"花的"，可以看到堵塞的透析器纤维），这时需要及时调整抗凝药物使用方案。

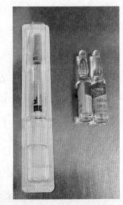

（6）透析液：一方面，患者的血液通过血液透析系统在血液透析管路和透析器

的闭环里循环流动；另一方面，反方向流动的透析液也会绵延不断地进入透析器，执行弥散和对流任务，达到交换患者体内过多物质和毒素的目的。多余的水分也会通过透析器，被透析机产生的跨膜压"挤压"到透析液端，汇入废液中一起排出。透析液流速通常被设定为500 ml/min。如果患者首次透析中发生严重透析失衡表现，可调低透析液流速。如采用高通量透析，可提高透析液流速至800 ml/min。

目前广泛使用的透析液是碳酸氢盐透析液。普通浓缩透析液分为A液和B液，通过透析机在线配置成普通透析液。做血液透析滤过时使用的是置换液A液和B粉干粉，可以通过血液透析滤过机在线配制成置换液，以前置换、后置换或混合置换模式进行。一般而言，成品透析A液和B粉桶，加优质水处理机提供的透析用水品质更高。优质水处理机配制下的中央供液系统透析液品质也很高。下面详细介绍一下透析液/置换液的成分。

一般透析液/置换液不含糖，因此，建议患者在透析过程中少量加餐，以预防低血糖。

透析液的含钙量有1.25 mmol/L（低钙/生理钙）、1.5 mmol/L（中钙）和1.75 mmol/L（高钙）3种。一般而言，低钙透析液适合顽固性高血压、高钙血症或血管钙化的患者，血甲状旁腺激素水平过低的患者也应选用1.25 mmol/L钙浓度的透析液，以刺激甲状旁腺激素的释放。不能耐受低钙透析液的患者可以使用中钙透析液。甲状旁腺切除术后伴低钙血症的患者，可以术后短期使用高钙透析液。当患者透析过程中反复出现低钙抽搐、血钙较低、血管反应性差而导致透析

低血压时，可短期选用钙浓度为
1.75 mmol/L的透析液，但此时应
密切监测患者的血钙、血磷和甲
状旁腺激素水平，并定期评估其
组织器官钙化情况，防止出现严
重骨矿物质代谢异常。长期使用
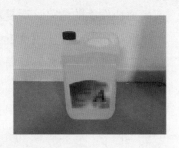
高钙透析液有增加血管钙化和心血管事件的风险。

通常透析液的钾浓度是2 mmol/L，这样有利于快速纠正
患者的高钾血症。对维持性透析患者，应根据患者血钾水平、
是否存在心律失常等合并症/并发症、输血治疗情况和透析模
式等选择适当钾浓度的透析液。每天透析或服用地高辛类药物
者，可适当选择较高钾浓度透析液。低钾浓度透析液可引起血
钾下降过快，并导致心律失常甚至心搏骤停。如果患者属于心
律失常高风险患者，为了减少透析过程中血钾过低带来的恶性
心律失常风险，也可以个体化采用含钾2.5 mmol/L或3 mmol/L
的透析液。

在不同透析中心，透析液中的钠离子略有不同，通常为
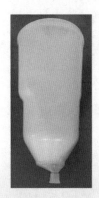
135～140 mmol/L。临床工作中可依据患者透
析前容量负荷、血压控制情况和血钠水平，
使用透析机自带的钠曲线功能，个体化调整
透析液中钠离子浓度。当高血压控制不佳时，
可通过测定患者3次透析前的血钠水平，计算
其平均血钠浓度，再乘以95%作为透析液钠
浓度。另外，也可采用低钠透析液，但应注
意肌肉痉挛、透析失衡综合征和透析低血压

或高血压发生的危险。反复发生透析低血压的患者可选用较高钠浓度透析液，或使用透析液钠浓度由高到低的序贯钠浓度透析，但这种情况易并发口渴、透析间期体重增长过多、顽固性高血压等不良后果。

　　血液透析中心的参观到此为止，"下一站"便是血透患者的"生命线"——血管通路。

二、血液透析患者的生命线 ——血管通路

　　通俗地讲，血管通路就是将体内血液引入透析机进行透析再输回体内的通路。只有功能良好的血管通路，才能保障透析过程的安全、顺利和血液透析的充分性，才会让患者有"活下去""活得好"的可能。如此来看，把血管通路称为"血液透析患者的生命线"是实至名归。

　　常用的血管通路分为自体动静脉内瘘、移植物动静脉内瘘和中心静脉导管三大类。在一些特殊的疑难病例中，可能出现几种通路"协同作战"的特殊模式。选择哪种通路作为自己依赖的"生命线"取决于多方面因素。虽然学者们倡导尽可能选择自体动静脉内瘘或人工血管，但在特定患者、特定病情、特定环境下，选择中心静脉导管尽管不是最好的，但可能是最合适的，这就是常说的要遵循"个体化"原则，尊重患者的需求。

　　下文主要介绍这几种通路的原理、适用情况、建立时机、使用情况和维护要点。

1. 如何认识自体动静脉内瘘？

（1）自体动静脉内瘘的基本原理：自体动静脉内瘘就是将自身的静脉连接到动脉上，让动脉血直接流入静脉的一种"动静脉短路"。成熟的动静脉内瘘血管，既有动脉的压力和流量，又比动脉更表浅，非常适合护士穿刺。很多患者可能会问："内瘘手术到底是在手上安装了什么样的管子？将来不需要时，是否可以将它再取出来？"其实，动静脉内瘘的实现是通过缝合的方式，将静脉"嫁接"到动脉上，这里根本没有什么"机关"可言。

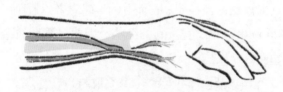

左侧腕部标准动静脉内瘘，头静脉连接到桡动脉上

为了保证透析效果，需要给透析机提供不低于200 ml/min的血流，只有直径达到1.5～1.6 mm的穿刺针才能提供这么大的流量。正常情况下，桡动脉的直径为2 mm左右，血流量只有几十毫升，而且位置较深，既不易穿刺，血流量也不足。由于静脉表浅，周围组织疏松，内瘘手术后，动脉血液快速"涌入"静脉，血流量会大大增加，静脉管径也会逐渐被扩大。通过穿刺表浅的、容易穿刺的静脉就可以获得足够的血流。

（2）建立动静脉内瘘的时机：内瘘的"成熟"需要一定时间。所谓"成熟"的概念，既包括管径变粗和血流量增加，也包括管壁增厚，便于拔针后止血。成熟的内瘘，其静脉直径应达到5 mm以上，血流量应达到500～1200 ml/min，其深度距离皮肤最好不超过5 mm，以便于穿刺。

内瘘成熟需要一定的时间，这取决于患者自身血管条件、原发疾病、合并症和医师手术技巧等，一般情况下需要2～3个月。因此，建立内瘘至少应在透析前3个月。考虑到一些不确定因素（如肾衰竭加速或内瘘发育出现问题），建议在透析前3～6个月建立内瘘。

如何预估什么时候开始透析并提前建立内瘘呢？这是一个没有标准答案的问题。有的患者血肌酐并不高，但水肿、乏力等心力衰竭症状已经很明显；而有的年轻患者，血肌酐已经超过1000 μmol/L，却没有特别的症状。因此，要根据患者的年龄、心功能、原发病、合并症等因素综合考虑。通常，医师会以GFR作为内瘘建立时机的一个参考指标。

GFR可以用性别、血肌酐和年龄值，通过公式来计算，大多数医院的肾功能化验单上会出具这个数值。一般情况下，当GFR＜30 ml/min时，患者就应该到透析和血管通路医师处接受关于透析方式和血管通路的知识培训，并结合自身血管条件、身体状况、家庭因素、社会因素等，选择适合自己的通路形式。如果患者的GFR在15～20 ml/min，应该考虑择期建立内瘘。

（3）注意事项：正如同汽车需要定期到4S店接受保养一样，内瘘在建立后也需要定期检查和维护，以防出现意外"抛锚"而无法透析。

对内瘘的检查通常需要血管通路专科医师的专业查体，必要时需要配合使用超声等仪器，但对于一些简单的体格检查，患者自己就可以实施。建议患者养成每天定时检查内瘘的习惯。

1）看：即视诊。通过对内瘘进行目测检查，可以得出关于内瘘直径、搏动情况、有无明显瘤样扩张和感染等信息。

正常内瘘扩张后，在体表可见到凸出于皮肤的轮廓。当高举瘘侧手臂时，由于重力原因，血流会加速回流，凸出的血管会塌陷下去，并伴随脉搏呈现抖动的特点。如果手臂高举时，凸出的血管并不塌陷，则提示血管在流出的道路上存在某处"拥堵"。这就是常说的"举臂抬高试验"。

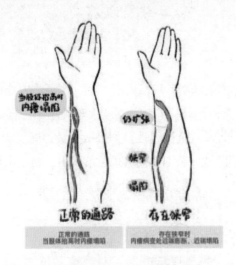

2）摸：即触诊。通过触摸内瘘的吻合口、穿刺区域和近端不同部位的血管，感受正常内瘘有"水冲样""猫喘样""触电样"震颤，即提示内瘘功能良好。如果发现血管震颤减弱，或变得像脉搏一样搏动增强，则提示内瘘出现了狭窄或血栓的可能。

另一种触诊试验称为"搏动增强试验"。通过在内瘘流出的通路上，如在肘关节或上臂血管流经的部位加压，人为地制造"拥堵"后，触摸内瘘搏动的变化。此时需要他人协助来完成。正常情况下，近端加压后搏动会更有力。如果搏动没有增强，即使此时透析流量仍能满足要求，也说明瘘口已经出现狭窄了。

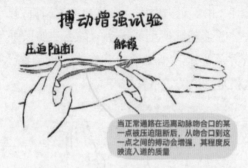

搏动增强试验

压迫阻断　触摸

当正常通路在远离动脉吻合口的某一点被压迫阻断后，从吻合口到这一点之间的搏动会增强，其程度反映流入道的质量

3）听：内瘘的听诊可借助听诊器，也可将内瘘血管靠近耳朵来听。正常的内瘘声音应该像"火车轰鸣"一样低沉，或像响亮的"男低音"，呈连续性。如果听诊的声音变成"女高音"，或"海鸥鸣叫"音，而且中间有短暂的暂停，则提示存在狭窄。

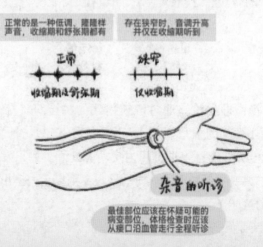

正常的是一种低调，隆隆样声音，收缩期和舒张期都有　存在狭窄时，音调升高并仅在收缩期听到

正常　狭窄

收缩期及舒张期　仅收缩期

杂音的听诊

最佳部位应该在怀疑可能的病变部位，体格检查时应该从瘘口沿血管走行全程听诊

　　除了这些常用的检查方法外，还有一些更专业、更精准的方法。彩色多普勒超声、在线流量监测仪等是比较常用的监测方法。监测频率应因人而异。对于初期内瘘，建议在术后6周进行评估，首次使用前和透析早期应每月进行超声检查。启动透析后每3个月进行在线流量监测。对于功能稳定的内瘘，应6～12个月进行1次仪器监测，以便早期发现问题，防止"小洞不补、大洞吃苦"。

　　此外，经常有患者咨询术后锻炼的问题。内瘘术后，术侧手部由于静脉压力升高，早期会出现肿胀，因此，术后前几天应避免手臂过低或受压，如站立时用绷带将手平放于水平位置，或卧位时用枕头将手垫于略高于身体的位置，握拳活动可以有效减轻手部肿胀。拆线后可以频繁握拳并配合屈肘运动。采用热敷或红外线治疗也有促进内瘘血管扩张的作用。

　　2.　如何认识移植物动静脉内瘘?

　　（1）移植物动静脉内瘘的基本原理：移植物动静脉内瘘即采用移植血管来建立的内瘘。移植材料包括人造血管、自体血管、同种异体血管甚至动物血管，其中采用最多的是人造血管。人造血管的材质多为"聚四氟乙烯"。当患者自身的血管资源已经消耗殆尽，无法建立自体血管内瘘时，可以利用人造血管在动、静脉之间搭建一座"桥梁"。在连接动静脉的同时，可以根据医师需求和患者具体情况，选择合适的长度并放置在皮下理想部位来提供足够穿刺长度。

　　要建立一个好的人工血管内瘘，需要有一根能提供足够血流的好动脉和一根能提供血液回流的好静脉，因此，术前医师会对患者进行超声甚至血管造影检查，以找到适合搭桥的血管。通常人工血管内瘘建立在前臂或上臂。对于上肢没有合适血管的患者，也可建立在大腿根部。

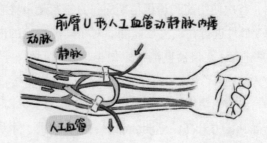

（2）人工血管内瘘的建立时机：人工血管内瘘由于建立在较粗的血管中，同时其管径是预先设计好的6 mm左右，一旦建立，即可获得理想的血流。因此，相对于自体血管内瘘，不需要考虑"成熟"这个需要等待的问题，而决定其使用时机的是另外一个问题，即术侧手臂肿胀消退的时间问题。

人工血管上有很多微小的孔隙，就如同人们常用的丝瓜瓤一样，这样有利于周围组织生长入孔隙中并牢固地融合在一起。由于微孔的存在，内瘘建立后，血液里的血清会通过管壁上的微小孔隙渗出至人工血管外导致局部肿胀，通常称之为"血清肿"。这种肿胀情况通常会在2~3周甚至更长时间内消退。因此，人工血管内瘘建立时机可略晚于自体血管内瘘，通常在预计透析前3~6周建立。

近年来，一些"即穿型"人工血管开始应用于临床。所谓"即穿型"人工血管，就是在人工血管的中层增加一层硅胶，它能有效阻挡血清渗出，防止肿胀。同时，因其具备良好弹性，有利于拔针后迅速封堵穿刺针眼而防止出血。因此，"即穿型"人工血管术后不会出现严重肿胀现象，可立即使用，也可避免使用导管来过渡。

（3）注意事项

1）注意穿刺方法。人工血管不像自体血管一样能在穿刺后自我生长和修复，它是靠在针眼处形成血栓来进行封堵。如果反复在一个地方穿刺，如"扣眼式"穿刺法，血管上的窟窿会越来越大，容易出现血肿、假性动脉瘤等并发症。因此，正确的人工血管穿刺方法是"绳梯式"穿刺。

2）人工血管一旦感染，容易沿血管形成脓肿，细菌不易清除，此时往往需要手术切除。因此，在人工血管术后应及时更换敷料并观察伤口情况。人工血管术后使用期间，个人清洁卫生和严格消毒是非常重要的。

3）人工血管内瘘建立后由于血流量大，从人工血管流出的血液会快速地以高压力冲击与之相连的静脉，久而久之，静脉就会反应性增厚，导致静脉管腔狭窄。此时，就会出现透析时静脉压过高的警报，透析后穿刺针眼止血时间延长，甚至压迫很长时间后还会出血。如果再遭遇低血压、过度压迫等，就会快速形成血栓而导致内瘘闭塞。因此，出现上述情况一定要引起重视。定期超声检查有利于早期发现已经开始狭窄的血管，力争提前处理，延长人工血管使用寿命。

3. 如何认识中心静脉导管？

中心静脉导管包括无隧道和涤纶套的透析导管（临时导管）与带隧道和涤纶套的透析导管（卡夫导管或长期导管）。

对透析患者和医师来说，中心静脉导管是一个让人"又爱又恨"的矛盾所在。它既可以在危机时刻在无法建瘘的患者中发挥"生命线"的作用，又会不断地给医师和患者制造麻烦。

目前，临时性中心静脉导管在很多地方（包括经济发达的欧美地区）仍有较高的使用率，特别是在初次进行透析但还没有提前建立内瘘的患者中比较实用。临时导管通常通过颈内静脉或股静脉置入，由于导管材质硬，且血管与外界皮肤之间仅隔着很薄的一层皮下组织，容易导致感染、血管狭窄等并发症，因此，临时导管只能在紧急情况下短期使用。一旦病情允许，应尽快更换为卡夫导管。有些患者可能觉得临时导管能使用几个月，甚至超过1年，这是极其错误的想法。为了尽量避免使用临时导管，预先准备行内瘘手术非常有必要。

如果必须依靠中心静脉导管进行维持性血液透析，则带隧道和涤纶套的导管（卡夫导管）是更好的选择。首先，"卡夫"（英文名"Cuff"，即涤纶套，是导管在接近皮肤出口的一个涤纶纤维环）可以和皮下组织生长在一起，牢牢地封堵住皮肤与血管之间这道大门，防止感染；其次，卡夫导管比临时导管更粗，能提供更高的血流量；再次，卡夫导管材质更柔软，对血管刺激更小；最后，卡夫导管开口位于锁骨下，日常衣物能将其完全遮盖，不影响颈部活动。这些都是卡夫导管的优势。

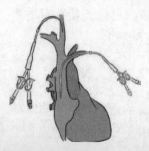

那么，哪些情况适合临时导管？哪些情况适合卡夫导管？使用时又该注意哪些事项呢？

（1）临时导管的使用指征

1）未提前建立内瘘的急诊透析。

2）预计只需要短期透析的特殊病情，如中毒、急性肾衰竭、严重心力衰竭需要脱水等。

3）内瘘闭塞待修复，或新瘘短期内即将成熟。

4）腹膜透析患者发生腹膜感染临时改行血液透析。

（2）卡夫导管的使用指征

1）自体或人工血管内瘘成熟前，等待时间超过4周。

2）短期内即将行肾移植，无须做动静脉内瘘。

3）自体血管耗竭，无法建立内瘘。

4）预计生存时间有限。

5）需要长期透析但合并严重心力衰竭，建立内瘘后可能会加重。

6）不可纠正的低血压，内瘘易闭塞。

（3）插管时机

1）临时导管可以"即插即用"，往往在需要透析时临时置入。

2）卡夫导管由于置入后必须定期（3次/周）进行导管肝素封管以防血栓形成，在透析开始前1~2天置入即可。病情允许情况下也可在透析当天插管，避免使用临时导管过渡。

（4）使用注意事项：不推荐优先使用导管是因为在使用导管过程中常会并发很多问题，其中导管感染和血流量不佳是经常困扰患者的问题。

1）导管感染：导管相关的感染有多种形式，包括导管出口感染、隧道感染、导管相关性血流感染等。出口感染通过局部消毒换药和使用抗菌药物一般很快会好转。隧道感染需要口服抗生素，治疗时间相对更长，严重情况下可能并发隧道脓肿，这时需要拔除导管。

最严重的感染是导管引发的血流感染，即"导管相关血流感染"。遇到过这种情况的患者一定会印象深刻：透析前"元气"满满，透析开始后不到半小时，就会感觉怕冷、寒战，然后体温升高，经过处理后，体温很快恢复正常，第二天又一切正常。

导管相关性血流感染需要通过导管血培养来确定病菌，采用敏感的抗菌药物来封管是有效的。如果封管无效，则需要更换新导管。

预防导管感染应该加强日常预防措施。进行导管操作时，医务人员和患者都应该佩戴口罩，严格消毒。当患者需要洗浴时，应使用带密封口的口袋，如人工肛袋（造瘘口袋）来包裹、保护导管。洗澡时也要注意尽量采用淋浴的方式而不是盆浴。洗浴结束后及时对导管口消毒并更换无菌敷料。

2）导管血流量不足：原因包括导管贴壁、纤维蛋白鞘、血栓形成和血管狭窄。

A. 导管贴壁：导管贴壁是由于负责向外抽血的导管动脉端口抽吸形成负压，与血管壁贴合到一起，导致有效血流量下降。通过导管反接、改变体位、按压导管穿刺部位等方法使贴合部位与血管壁分离，即可解决问题。导管频繁贴壁则可能与导管尖端位置不佳或血管狭窄有关，此时需要进一步检查和治疗。

B. 纤维蛋白鞘和血栓形成：这是导管使用中最惹人心烦

的并发症。导管进入血管后，血液中的纤维蛋白会覆盖在导管表面，就如同给导管穿上一只"袖子"。当"袖子"长到导管尖端，就会形成一个活瓣，当向外抽吸血流时，这个活瓣会牢牢地堵在管口；而向内回血时，活瓣会被轻轻地冲开。这就是为什么导管出现抽不出血却能往里推的原因。

当纤维蛋白鞘长到导管尖端时，如果血液中的血小板附着在这里，再网罗各种血液细胞，就会形成血栓。这就是"堵死导管的最后一根稻草"。此时的表现是既不能抽出血，也不易推进。通过在导管内使用尿激酶来溶化新鲜的血栓，可以在短期内恢复导管血流。因此，有的血液透析中心也会定期使用尿激酶封管来预防导管血栓形成。

关于是否需要使用抗凝药物或抗血小板药物的问题，目前还存在一些不同意见。一般而言，不建议长期使用抗凝药物来预防，尤其在患者凝血功能有问题或合并出血性疾病时。对血管流量不佳的患者，使用小剂量阿司匹林或氯吡格雷或许可以维持导管通畅。

良好的血管通路是透析的基础。对"生命线"的保卫战在肾衰竭早期就应该打响，绝不能被逼到"山穷水尽"时才扼腕叹息。透析前期应加强对血管资源的保护，如避免在前臂静脉放置留置针，避免留置不必要的输液导管，上肢动脉尽可能不做穿刺造影，同侧肢体不放置心脏起搏器等。只有在肾内科、超声科、介入科、血管外科等多学科团队协作下，通过手术医师、血液透析护士和患者"三位一体"联动，周详规划，加强随访，精心维护，及早发现和解决问题，才能尽可能延长血管通路的使用时间。

三、血液透析的并发症

近年来，随着透析技术不断改进，患者的寿命得以延长，有的甚至可延长20年以上，但随之而来的并发症也越来越多，影响了透析患者的身体健康，严重时甚至会造成生命危险。因此，了解血液透析的并发症和预防措施十分有必要。

1. 血液透析的急性并发症及处理措施有哪些？

根据《2019英国肾脏病学会临床实践指南：血液透析》，透析中可能出现的并发症有低血压、肌肉痉挛、恶心、呕吐、头痛、胸痛、背痛、失衡综合征、首次使用综合征和其他较少见的急性并发症等。透析常见的急性并发症如下。

（1）低血压：透析会透出部分糖分和营养物质，因此，透析过程中患者会出现低血糖和饥饿感，这时可以少量进食糖块或甜的点心来补充丢失的糖分，但不宜大量进食，以免出现低血压。由于低血压会引起便意，年龄较大、易出现低血压、脱水过多的患者建议在床上用便盆解决，以避免起身如厕时出现低血压而晕倒。同时应严密监测血压，通过延长透析时间、增加每周透析次数、低盐饮食、减少透析期水分摄入量（每天摄水量＝前1天尿量＋500 ml）等措施预防低血压。

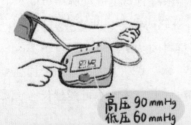

高压 90 mmHg
低压 60 mmHg

（2）肌肉痛性痉挛：肌肉痉挛主要表现为肌肉突发性强

直收缩，且患者疼痛感较强烈，时间可持续数秒甚至几分钟。这些情况可由透析超滤过快或过多、低血压、低钠血症、低钙血症、酸碱平衡失调、组织细胞缺血缺氧和神经精神因素等引起。透析期患者应避免紧张情绪，严格控制摄水量（每天摄水量＝前1天尿量＋500 ml）。当发生痉挛时，应对痉挛部位进行保暖、按摩，并根据原因进行针对性处理，尽快缓解痉挛状态。患者平日应控制血压和透析期间体重增长，保持低盐饮食，多做肌肉训练。

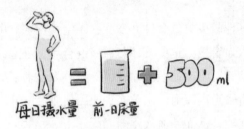

每日摄水量　前一日尿量

（3）恶心、呕吐、头痛、胸痛、背痛：可由失衡综合征、血压增高、颅内出血、硬水综合征等因素引起。透析前可通过身体状况评估进行预防，对氮质血症显著和病情严重的患者，或心血管系统不稳定的老年患者，可以考虑用血液滤过作为过渡措施。透析过程中要密切观察头痛发生的先兆，避免紧张情绪。透析性高血压患者平日应遵医嘱服用降压药。

（4）失衡综合征：表现为透析后半程或透析刚结束时出现焦虑不安、头痛、恶心、呕吐、视物模糊、血压升高等，一般数小时后可自发缓解。严

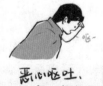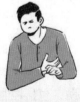

恶心呕吐、
头痛、胸背痛

重者可出现昏迷、癫痫发作甚至死亡。这时可通过减慢单次透析尿素的下降速度来预防。

（5）首次使用综合征：一种过敏反应，可在使用新的透析器时发生，多出现在透析开始后5～30 min。轻者胸痛或背痛、皮肤瘙痒；重者呼吸困难、全身烧灼感、胸腹剧痛、血压下降等。轻者对症治疗即可缓解；重者应立即停止透析，使体外血液不再回流，给予吸氧、抗组胺或类固醇等治疗。另外，重复使用透析器、使用新透析器前充分冲洗等措施可减少首次使用综合征的发生。

（6）其他较少见的急性并发症：①空气栓塞。由于一定量的空气进入血管内，这些气体与血液混合后，呈泡沫体液到达右心和肺动脉，阻碍血液流动，可导致心力衰竭，严重者可死亡。②透析管道内凝血。由于多种原因使血液中纤维析出而阻塞滤网的孔隙，从而使血液逐渐凝固。

预防措施如下：①掌握透析时间和脱水量；②保护透析器；③加强对水处理装置的管理；④合理使用肝素量；⑤妥善用药，监控出血、凝血状态；⑥严格冲洗管道；⑦在血液透析全过程中严格执行一切无菌操作，严格执行全管道封闭连接；⑧患者在透析中或透析后如果感到身体不适，应立即与医护人员沟通，及时进行治疗。

2. 血液透析的远期并发症及处理措施有哪些？

（1）心血管并发症：如高血压、心力衰竭、冠心病、心律失常等。患者可以采用常规预防心血管疾病的措施来预防，包括控制血压、控制血糖、服用医师处方的抗血小板药物和（或）抗凝药物、戒烟和坚持每周至少5天且每天30 min的适度体力活动等，最重要的是控制好血压和保持健康的生活习惯。针对心血管并发症，采取如下处理措施。

1）平日注意保护心脏和血管：①根据医嘱，按时按量服药；②饮食清淡，少盐少油；③避免食用动物脂肪，补充鱼油；④低磷饮食，避免食用加工肉类；⑤多吃新鲜水果和蔬菜（高血钾患者可将食材提前用水煮一下）；⑥戒烟限酒，注意休息。

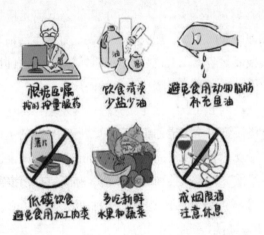

2）当发现身体发出警告征兆时要及时就医。注意在心脏病发作之前，可能会出现以下症状和体征：①胸部疼痛或不适；②上半身、手臂、颈部、下颌或上腹部疼痛或不适；③胸闷或夜间不能平卧；④呼吸困难；⑤恶心；⑥头晕；⑦冷汗。

患者一旦出现以上1种或几种症状，一定要第一时间找到医师。心搏骤停的黄金抢救时间只有4～6 min，心肌梗死的最佳抢救时间是6～12 h。很多惨痛教训说明，感觉到不适症状后，选择"休息一下""睡一觉"，可能会错过最佳治疗时间，导致预后较差，甚至一睡不醒，因此，日常生活中一定要提高警惕！

（2）血液透析相关性感染：需要长期透析的患者往往免疫力低下，接触病原体的风险较高，甚至有较高的营养不良发生率，因此极易导致传染病发生。感冒、肺炎、心内膜炎、结核、腹膜炎、败血症等都是透析患者常见的感染性疾病。感染最典型的症状就是发热，也有部分患者会出现无精打采、厌食、自主神经功能紊乱、尿失禁、谵妄、日常生活活动能力下降等不典型症状。出现上述症状应及时就医，由医师进行相关检查后确诊，患者要遵医嘱接受科学治疗。

日常做到以下几点，就能减少感染的发生：①适量食用荤菜，补充优质蛋白质，增加免疫力；②保证足够的主食、充足的能量；③规律锻炼（每周至少150 min）；④勤洗手，养成良好的卫生习惯；⑤建议接种乙肝疫苗、肺炎链球菌疫苗和流感疫苗，建议60岁以上的透析患者接种带状疱疹疫苗，1961年以后出生的透析患者接种甲肝疫苗。

（3）贫血：多数血液透析患者存在严重贫血，应根据具体情况加强营养，必要时补充铁剂或使用促红细胞生成素等。

（4）钙磷代谢紊乱：由于肾功能不全时活性维生素D_3产生不足，患者容易出现低钙血症，甚至比较严重；肾功能不全还会影响磷的排泄，从而导致高磷血症的发生。这些钙磷代谢紊乱不仅会引起患者的不适感，还会严重影响患者的生活质量，减少寿命。

1）常见临床症状

A. 感觉异常：常发生于口唇和指尖，有时足部会发麻，有"蚁行感"和肌肉酸痛。

B. 肌肉痉挛：在四肢和面部会出现肌肉痉挛。

C. 自主神经功能障碍：可能出现平滑肌痉挛。喉头和支气管平滑肌痉挛表现为喘息；肠道平滑肌痉挛表现为腹痛、腹泻；肠道平滑肌痉挛表现为腹部绞痛；膀胱平滑肌痉挛会导致尿意感；动脉平滑肌痉挛可以出现头痛、心绞痛、雷诺现象等。

D. 神经、精神症状：表现为焦虑、抑郁、躁动、失眠、记忆力减退等。

E. 血管痉挛和供血不足：可引起白内障、皮肤角化、牙齿发育不良、指（趾）甲变脆、毛发脱落等。

F. 骨骼改变：出现软骨病、纤维性骨炎、纤维囊性骨炎等。

G. 低钙危象：当血钙<0.88 mmol/L时，可发生严重惊厥、癫痫发作和严重哮喘，症状若持续加重可引起心功能不全、心搏骤停甚至死亡。

2）预防措施：①通过低磷饮食、充分透析以降低血磷，必要时使用口服磷结合剂；②考虑使用钙剂和维生素D制剂以纠正低血钙，若出现低钙危象，应立即入院治疗；③定期检测血钙和血磷，如果血钙水平高于目标值，就要减少或停用钙剂和维生素D制剂，预防发生转移性钙化。

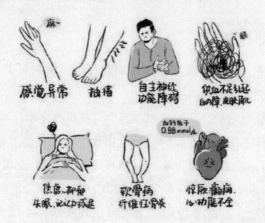

（5）继发性甲状旁腺功能亢进症和肾性骨病：血磷潴留和血钙减少均可引起甲状旁腺增生，导致甲状旁腺激素分泌增加和多器官损害，其动员骨钙释放引起纤维性骨炎较常见。肾性骨病进展缓慢，通常以骨痛、骨折、骨变形为主要特征，骨痛的症状常为全身性，但也好发于下半身持重部位（腰部、背部、髋部、膝关节等），运动或受压时症状加重，走路摇晃甚至不能起床。另外，患者易发生病理性骨折。

出现肾性骨病可采取以下防治措施：①控制甲状旁腺激素的分泌，活性维生素D及其类似物、含钙和不含钙的磷结合剂、拟钙剂等是主要治疗药物；②在血磷管理方面，应控制饮食，减少磷的摄入，使用磷结合剂，抑制过度骨骼转运。

（6）内瘘保护不当：血管通路（俗称内瘘）若因不当外力被施压，或衣服过紧压迫血流，不仅会造成动静脉瘤，使瘘管狭窄，体内废物无法顺利代谢，还会引发感染，严重者甚至会并发败血症，因休克而死亡。日常生活中，可通过以下做法保护内瘘。

1）减少内瘘侧肢体的使用：避免枕着内瘘侧手臂睡觉；不使用内瘘侧手臂测血压；不用内瘘侧手腕戴手表、拎重物；平时要避免在动静脉瘘管手臂侧注射、采血、量血压；不要穿袖子太紧的衣物。

2）保持内瘘部位清洁：养成良好的个人卫生习惯，保持内瘘部位干燥、卫生。

3）透析结束时的护理：透析结束后，及时用无菌纱布或棉垫压迫止血，并稍抬高手臂，至少保持5~10 min，以达到不渗血，不会扪及震颤或听到血管杂音为宜。

4）透析间期的护理：透析结束24 h后，可用热毛巾湿敷穿刺处；尚未使用或刚开始使用新瘘时，可以使用内瘘握力球锻炼，使血管扩张充盈；平时也可佩戴袖套以保护内瘘。

5）学会自我检查：患者应每天检测内瘘血管是否通畅。可用手指轻轻触摸内瘘处皮肤，若能感到"呼……呼……"的血管震颤，说明瘘管通畅；如果震颤减弱或穿刺部位红肿，甚至内瘘突然疼痛，说明内瘘可能堵塞，要及时就诊。

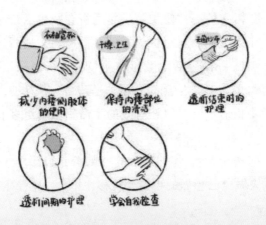

四、血液透析患者的心理反应和应对措施

1. 血液透析患者有哪些常见的心理反应？

透析患者是一组特殊群体，他们的治疗效果与康复程度在很大程度上取决于自身，也就是说，做好自我管理非常重要。透析患者绝大多数时间是待在家里，因此，透析患者本人最了解自身感觉。常见有两种表现完全相反的透析患者：一些患者心理特别紧张，总是感觉身体有严重问题，随时会有生命危险，总是处于焦虑状态；另一些患者认为反正也治不好，就不关注身体反应，排斥医护人员的指导，放任自己，听之任之。这两种极端的状态都是不可取的，正确的做法应该是保持平常心。

2. 对血液透析患者的不良心理反应可以采取哪些应对措施？

（1）要树立信心：要相信虽然透析会给生活带来一些影响，但有亲人、朋友、医护人员的共同努力，透析患者仍然可以像正常人一样生活。生命并不会因透析而开始倒计时，重要的是每个人对待生活的态度，是踌躇，是期待，还是遗憾。患者要相信自己可以在有限的生命里做出更多有意义的事情。

（2）把透析治疗当作生活的一部分，以平常心接受透析：尝试去做自己想做的事情，转移注意力，感受生命价值。

透析患者也可以继续工作，参加工作不仅能使透析患者从中找到乐趣，更重要的是能在工作中感受到自身价值，能消除悲观情绪，改善心理状态，这对透析患者的康复大有裨益。有研究表明，透析中进行脚踏车运动可以明显地提高透析充分性，因此，透析患者应参加适当的运动，保持人体新陈代谢，还应注意保暖，避免受凉，活动强度以不感到疲劳、不大量出汗为宜。

（3）要了解透析相关知识，进行规律透析：遵守"一加四限"的透析饮食原则，在透析治疗的基础上配合饮食营养和药物治疗，才能更好地提高生活质量，饮食与营养的充足是决定血液透析成败的重要因素。在这里，"一加"指增加蛋白质的摄入量，"四限"分别是限钾、限盐、限磷和限水。具体要求如下。

1）补充优质蛋白质：因透析时部分蛋白质会随透析液丢失，透析患者应适当增加蛋白质摄入量，每天摄入量为1.2 g/kg。蛋白质应以动物蛋白为主，如蛋清、牛奶、鱼、瘦肉、家禽等，这些食物的必需氨基酸含量较高，即所谓的优质蛋白。要少食植物蛋白，如谷类等，因为其含非必需氨基酸较多，不能满足人体需要。

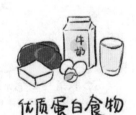

优质蛋白食物
奶类、蛋类、瘦肉、大豆制品等

2）热量供应需充足：透析患者热量摄入要充足，每天需35 kcal/kg。热量主要从碳水化合物和脂肪中摄取，应以含复合碳水化合物为主的糖类和以植

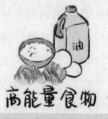

高能量食物

米饭、馒头、粉丝、粉条、植物油

物油为主的不饱和脂肪酸为能量的主要来源。少吃含饱和脂肪酸的食物，如动物油脂、肥肉、鸡皮等。

3）控制水分摄入：透析患者在2次透析之间体重增加不应超过5%，若体重增长过多，透析时需更多超滤脱水，这样会加重心脏负担。合并尿少、水肿、高血压、心力衰竭等的血液透析患者，必须严格控制进水量；维持性透析患者一般每天进水量＝前1日尿量＋500 ml，食物含水量也需计算在内，运动量增加、出汗较多时可再增加200 ml。透析患者饮水小窍门：水杯要设有刻度，有计划饮水；为减轻口渴感，应避免饮浓茶、浓咖啡，可在饮品中加入柠檬片或薄荷叶，也可将部分饮品做成冰块，含在口中。

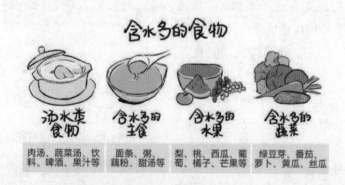

含水多的食物

汤水类食物	含水多的主食	含水多的水果	含水多的蔬菜
肉汤、蔬菜汤、饮料、啤酒、果汁等	面条、粥、藕粉、甜汤等	梨、桃、西瓜、葡萄、橘子、芒果等	绿豆芽、番茄、萝卜、黄瓜、丝瓜

4）限制钠盐摄入：透析患者钠摄入量过多会导致透析间期体重增加过多，出现高血压、水肿和充血性心力衰竭，因

此，需要控制钠盐摄入。透析患者每天可进食钠盐6 g左右，如有严重高血压或水肿，应限制在3 g/d。饮食应以清淡为主，不要太咸，避免摄入加工类食品，如调味料、腌制品等。

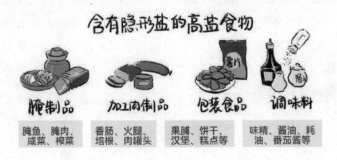

含有隐形盐的高盐食物

腌制品	加工肉制品	包装食品	调味料
腌鱼、腌肉、咸菜、榨菜	香肠、火腿、培根、肉罐头	果脯、饼干、汉堡、糕点等	味精、酱油、耗油、番茄酱等

5）限制钾盐摄入：透析患者发生高钾血症的危险性很高。高血钾可导致严重心律失常，甚至心搏骤停。透析患者应避免食用高钾食物，如蘑菇、海菜、豆类、莲子、香蕉、橘子、葡萄等。绿叶蔬菜用开水烫后再用油炒，少吃菜汤和生

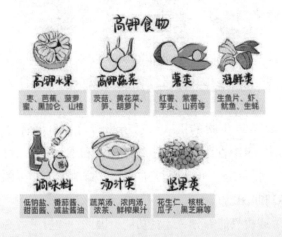

高钾食物

高钾水果	高钾蔬菜	薯类	海鲜类
枣、香蕉、菠萝蜜、黑加仑、山楂	茨菇、黄花菜、笋、胡萝卜	红薯、紫薯、芋头、山药等	生鱼片、虾、鱿鱼、生蚝

调味料	汤汁类	坚果类
低钠盐、番茄酱、甜面酱、减盐酱油	蔬菜汤、浓肉汤、浓茶、鲜榨果汁	花生仁、核桃、瓜子、黑芝麻等

菜；勿食用浓肉汤；勿食用钠盐替代品。因粪便也可排除体内剩余的钾，因此，要预防和治疗便秘。

6）维持钙磷平衡：透析患者常合并低钙高磷现象，这可导致骨代谢紊乱，继发甲状旁腺功能亢进，从而引发肾性骨病。透析患者应避免食用高磷食物，如蛋黄、动物内脏、干豆类、坚果、乳酪、巧克力等。降磷药物要与食物一起吃才有降磷作用。透析患者每天钙的需要量是1.0～1.5 g，要适当补充钙剂和骨化三醇。

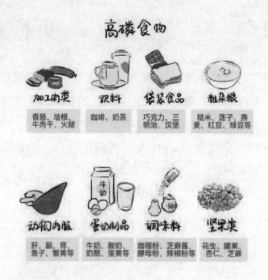

7）保持维生素的摄入：透析患者可发生多种维生素缺乏，特别是水溶性维生素——维生素B和维生素C。可多食新鲜蔬菜、水果，也可口服维生素B_1、维生素B_2、维生素B_6、维生素C和叶酸。

（4）透析只能部分替代肾功能，因此，透析患者必须长期使用一些药物（如促红细胞生成素和铁剂），要注意合理服用降压药、维生素D和磷结合剂等。千万不要以为只要维持透析治疗就可以，这是十分错误的想法。同时，长期透析患者每月应进行血常规、透析前后血液生化指标的测定；每3个月进行1次体内铁指标、甲状旁腺激素、钙磷代谢指标的测定；每6～12个月进行1次胸部X线片、心电图、腹部超声等指标检查。这是为了能及早发现和处理慢性并发症。

很多肾脏病患者都会问这样一个问题："得了肾脏病还能活多久？"其实在目前的医疗条件和公众对疾病的认识下，大部分肾脏病患者的预后是良好的，像IgA肾病、膜性肾病、肾病综合征等，经过积极治疗，90%的患者是不会发展为终末期肾病的，也就是所谓的尿毒症。那么，如果进入尿毒症阶段，开始透析了该怎么办？在国内，特别是在北京、上海这样的大城市，透析龄在20～30年的患者不在少数。英国皮肤科医师R. EADY于1963年在埃及旅游时不幸因恶性高血压导致尿毒症，先后接受血液透析治疗和肾移植治疗，迄今已生存了49年，他一直在工作，并已结婚生子，创造了现代医学的奇迹。

由此可见，如何在早期减少和预防并发症，才是影响患者生活质量和生存时间的重要因素。这就要求尿毒症患者除了接受肾脏替代治疗，还需要合理饮食和用药，积极治疗并发症，以改善生活质量、延长寿命。希望经过医患共同努力，每位肾友都能像R. EADY一样，通过肾脏替代治疗，能够一直工作且结婚生子，创造一个又一个现代医学奇迹！

五、其他血液净化技术

1. 什么是血液滤过？

病例展示

　　王婆婆是一位透析3年的尿毒症患者，最近一次抽血检查发现β_2微球蛋白68 mg/L。针对这种情况，医师为王婆婆制订了血液滤过（1次/周）的透析方式。

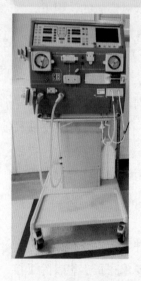

　　那么，什么样的情况适合做血液滤过呢？

　　（1）血液滤过的适用人群：血液滤过以对流的方式清除体内过多的水分和毒素。与常规的血液透析相比，血液滤过对全身血流动力学影响较小，但对中分子毒素的清除率较高。如果患者在透析过程中容易出现低血压或高血压，以及心功能不全、中分子毒素（如β_2微球蛋白、甲状旁腺激素）升高，可以考虑采用血液滤过的方式进行治疗。

　　（2）血液滤过的优势：血液滤过因采用对流原理并使用高通量透析器或滤器，因而能有效清除体内的中分子毒素。随着血液透析年限的增加，尽管可以满足患者3次/周血液透析，但透析患者体内仍有毒素不能清除干净，由此会引发一系列临床表现，如瘙痒、骨痛、恶心、便秘、睡眠障碍、食欲减退、不宁腿综合征、心功能不全等。中分子毒素中以 β_2 微球蛋白为代表，如果 β_2 微球蛋白下降率<30%，可以认为中分子毒素清除不足。采用血液滤过的方式正是解决了中分子毒素清除不足的问题。

（3）血液滤过的治疗模式：血液滤过的治疗模式包括前稀释置换法、后稀释置换法和混合稀释法。前稀释置换液量较后稀释置换液量多，当患者需要做无肝素抗凝时建议采用前稀释置换法。后稀释置换法清除率较高，但容易导致高凝状态的患者出现凝血，因此，具有高凝血倾向的患者不适合进行后稀释置换法。血液滤过每次治疗 4 h，对血流量要求相对较高，建议血流量>250 ml/min，其低分子肝素用量可按照普通透析给药。若采用普通肝素抗凝，一般首次剂量为 0.3～0.5 mg/kg，追加剂量为 5～10 mg/h，血液滤过结束前 30～60 min 停止追加。

（4）血液滤过的注意事项：血液滤过整体安全性是比较高的，但此种方式对血流量的要求较高，这就需要患者要有良好的血管通路。透析过程中和透析后都要采用"视诊""触诊"评估血管通路。

2. 什么是血液透析滤过？

病例展示

杜先生是一位透析 6 个月的尿毒症患者，此次到医院透析主诉全身瘙痒不适，近期检查发现血磷 3.1 mmol/L，甲状旁腺激素 1100 pg/ml，尿素清除指数和尿素下降率都没有达标。于是医师为杨先生制订了严格的饮食控制和药物治疗方案，还制订了血液透析滤过治疗方式，也就是使用俗称的"双泵机"进行透析。

那么，哪种情况适合做血液透析滤过呢？

（1）血液透析滤过的适用人群：血液透析滤过是血液透析和血液滤过2种净化方式的结合，主要采用弥散和对流2种方式，既能有效清除小分子毒素，又能清除中分子毒素，是目前血液净化中心经常采用的一种高效透析方式。如果患者存在长期透析不充分、心血管功能不稳定、神经系统并发症、β_2微球蛋白下降率<30%、严重的继发性甲状旁腺功能亢进等，可以采用血液透析滤过。

（2）血液透析滤过的优势：血液透析滤过能有效清除体内中、小分子毒素，提高患者的生活质量。

（3）血液透析滤过的治疗方式：血液透析滤过的治疗模式包括前稀释置换法、后稀释置换法和混合稀释法。前稀释置换法有利于提高置换液交换量，需要较高的置换液量，一般为血流量的50%～60%，治疗4 h置换量一般为30～50 L。当超滤率<30%的情况下，采用后稀释置换法有助于提高溶质清除率，置换液量为血流量的25%～30%，后稀释置换法的置换液量一般为18～25 L。当然，采用哪种血液透析滤过方式，需要医师结合患者的实际情况来决定。临床中一般采用后稀释置换法。血液透析滤过时，建议血流速度>250 ml/min，透析液流速500～800 ml/min，一般透析液流速在700 ml/min。抗凝的方法同血液滤过。

（4）血液透析滤过的注意事项：血液透析滤过因使用高通量透析器和较高的透析液流量，第一次使用时有些患者可能会出现过敏反应、头痛、心悸、血压升高等临床表现，更有患者可能出现反超滤，甚至出现肺水肿。如果透析中出现不适，要及时向医护人员反映，以得到快速处理。

3. 什么是单纯超滤？

病例展示

　　杨爷爷是一位肾病综合征患者，此次入院有尿量减少、严重的低蛋白血症和全身水肿，但利尿效果不明显。一天晚上杨爷爷出现呼吸困难、不能平卧位休息。医师为杨爷爷制订了单纯超滤的治疗方式治疗心功能不全。

　　那么，什么是单纯超滤呢？

　　（1）单纯超滤的适用人群：单纯超滤是采用容量控制或压力控制，经过透析器/滤器的半透膜从血液中除去多余水分的一种治疗方法。单纯超滤不清除患者体内毒素，仅仅是将患者体内多余的水分通过血液净化的方式除去，因此，不需要使用透析液和置换液。针对患者存在的严重水肿、药物不能控制的心力衰竭、急慢性肺水肿等情况可以采用单纯超滤。但如果患者存在严重低血压和心律失常时应慎用。

　　（2）单纯超滤的优势：单纯超滤能将患者体内多余的水分快速清除掉，以减轻患者因水负荷过多而导致的临床表现。

　　（3）单纯超滤的透析模式：每次单纯超滤量不能超过体重的4%～5%，肝素使用量也参考血液滤过中抗凝药物的选择。

　　（4）单纯超滤的注意事项：单纯超滤前需要评估患者的生命体征和容量负荷状态，如水肿的部位和程度、胸腔积液和腹水情况，还要对患者的出血功能、凝血功能和生化指标进行评估。因患者在短时间内完成超滤量可能会诱发或加重心功能不全，透析前还应关注患者的肾功能、白蛋白、电解质和酸碱平衡状态。

4. 什么是连续性肾脏替代治疗？

　　张婆婆是一位透析2年的尿毒症患者，每周到医院接受3次血液透析治疗。此次因急性重症胰腺炎入住重症监护室。张婆婆的透析治疗该如何进行呢？医师根据张婆婆的病情制订了连续性肾脏替代治疗（continuous renal replacement therapy，CRRT）方案。

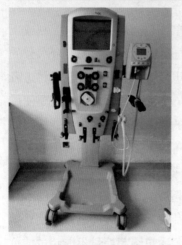

　　那么，哪种情况适合做CRRT呢？

　　（1）CRRT的适用人群：CRRT是连续、缓慢清除水分和溶质的治疗方式总称，也就是常说的"床旁透析"。这种透析方式时间较长，常用于危重症患者和心功能不稳定的患者。

　　（2）CRRT的优势：CRRT可以避免患者到血液净化中心治疗，在重症监护室、病房床旁都能开展，可以减少重症患者的搬动。由于CRRT治疗时间长，血流量较低，可以减少血流动力学波动，降低心血管事件的发生率。

　　（3）CRRT的治疗模式：要根据患者病情严重程度和不同病因采用不同的治疗模式和参数设定。常见的模式，如连续性静脉-静脉血液透析（continuous veno-venos hemodialysis，CVVHD）、连续性血液透析滤过（continuous veno-venous hemodiafiltration，CVVHDF）和连续性血液滤过（continuous veno-venous hemofiltration，CVVH），都是CRRT的常用治疗方式。因为透析时间长，加之患者病情不稳定，一般采用股静脉置管作为血管通路，不建议使用自体动静脉内瘘。肝素的使用会根据患者的病情来决定。

（4）CRRT的注意事项：CRRT患者常是危重症患者，由于一次治疗时间长，有时会出现滤器堵塞、凝管的可能，这时需要医护人员时刻关注患者的病情变化。

5. 什么是血浆置换？

病例展示

> 杨女士因血尿、咯血入院。入院后检查发现杨女士是抗中性粒细胞胞质抗体（anti-neutrophil cytoplasmic antibody，ANCA）相关肾炎。于是医师为杨女士制订了血浆置换治疗方式。

那么，什么是血浆置换呢？它有什么作用呢？

（1）血浆置换的适用人群：血浆置换是一种清除患者体内中大分子毒素的血液净化方式，可以将血液引出体外，清除血液中的血浆，再补充等量的新鲜冷冻血浆或白蛋白置换液。常用于肾脏病、免疫性神经系统疾病、风湿免疫性疾病、血液系统疾病、消化系统疾病、代谢性疾病、自身免疫性疾病、器官移植、药物中毒等。血浆置换没有绝对禁忌证，相对禁忌证包括对血液制品过敏、药物难以纠正的循环衰竭、严重心脑血管疾病、高钾血症等。

（2）血浆置换的优势：血浆置换能有效清除患者体内中、大分子毒素，以达到治疗目的。

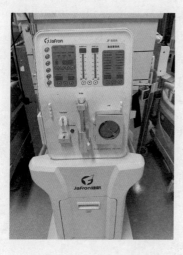

（3）血浆置换的透析模式：血浆置换的频率取决于患者的基础疾病和病情严重程度，一般血浆置换频率是每天或间隔1～2天，一般5～7次为1个疗程或直到抗体转阴为止。血浆置换剂量为患者血浆容量的1.0～1.5倍。治疗模式采用单重血浆置换或双重血浆置换。

（4）血浆置换的注意事项：因为血浆置换是将患者体内的有害血浆清除掉，而外源性补充新鲜冷冻血浆或白蛋白置换液，因此，有些患者可能出现过敏反应、低血压、溶血、出血，感染血源传染病性疾病。在具体治疗过程中，要严密监测患者的生命体征，如有不适，应及时处理。

6. 什么是是血液灌流？

病例展示

李阿姨因为心情不好而误服了"百草枯"，到医院时已经出现恶心、呕吐、心悸，考虑百草枯中毒。医师为李阿姨制订了血液灌流治疗方式。

那么，什么是血液灌流？血液灌流有何作用？

（1）血液灌流的适用人群：血液灌流是将患者体内的血液引流至体外，通过血液灌流器中的吸附剂清除体内的代谢产物和毒性物质。常适用于尿毒症合并顽固性瘙痒、难治性高血压、继发性甲状旁腺功能亢进、高 β_2 微球蛋白的患者，以及急性药物或毒物中毒的患者。

（2）血液灌流的优势：血液灌流通过吸附剂吸附血液中的中分子和大分子毒素故能清除一些体内的代谢毒素及某些药物和毒物。

（3）血液灌流的模式：血液灌流时抗凝药物的剂量较常规血液透析剂量要大，血流量以 200 ml/min 为宜，一般治疗时间为 2 h。

（4）血液灌流的注意事项：血液灌流时需要监测患者的出血功能、凝血功能和生命体征。

7. 什么是低温血液透析？

病例展示

　　文婆婆是一位透析 5 年的尿毒症患者，平时血压控制尚可，但每次透析过程中都会出现低血压。医师调整血压药物和干体重后仍不理想，于是将文婆婆的治疗方式调整为低温血液透析，之后再也没有发生过透析低血压。

那么什么情况适合用低温血液透析呢？

（1）低温血液透析的适用人群：低温血液透析即在血液透析过程中降低透析液温度，适用于容易发生低血压和心血管功能不稳定的患者也适用于高热、炎症、生物不相容及危重患者。

（2）低温血液透析的优势：低温血液透析过程中，冷的透析液通过提高儿茶酚胺水平，使血管收缩和末梢血管阻力增加，从而影响血压，防止透析低血压的发生，以改善心血管功能。对于发生感染的高热患者，低温透析可以降低体温，减少人体代谢和氧耗，维持细胞正常功能。

（3）低温血液透析的治疗模式：低温血液透析时需要将透析液温度降低，一般将透析液温度保持在34～36 ℃，常采用35.5 ℃的透析液温度，其抗凝方法同常规血液透析。

（4）低温血液透析的注意事项：低温血液透析对人体几乎不会引起不适。但在治疗过程中仍要监测患者的相关指标，尤其是对血压的监测。

8. 什么是无肝素血液透析？

病例展示

刘婆婆是一位维持性血液透析3年的尿毒症患者，血管通路是自体内瘘，平时透析时每次使用低分子肝素3000 U。刘婆婆来到血液透析中心时，向医护人员说早上大便呈黑色。医师经过详细询问病史和体格检查后考虑刘婆婆可能存在消化道出血。那么刘婆婆的透析治疗该如何进行呢？医师为刘婆婆制定了无肝素血液透析的治疗方案。

那么，哪种情况适合无肝素血液透析呢？

（1）无肝素血液透析的适用人群：无肝素血液透析是指对高危出血患者在透析过程中不使用抗凝药物的透析方式，通过提高血流量和周期盐水冲洗透析器的方法，减少凝血的发生。这种无肝素血液透析适用于有出血倾向或已经有明确出血的患者。

（2）无肝素血液透析的优势：血液透析患者因尿毒症毒素或胃肠道病变，常出现消化道出血或皮肤黏膜出血。对于此类患者，如果使用肝素抗凝的方式，可能会加重患者的出血倾向。无肝素血液透析正是避免使用肝素抗凝带来的出血风险而产生的一种血液净化方式，其优点是可以降低患者的出血风险。

（3）无肝素血液透析的治疗模式：无肝素血液透析因在透析过程中不使用抗凝药物而易导致凝血，故在透析过程中应每30分钟使用200 ml生理盐水快速冲洗管路。一般来说，无肝素血液透析的时间应控制在2～3 h，尽量加大血流量（＞250 ml/min）。为此，要求血管通路要通畅，以保证较好的血流量。此外，冲洗管路的盐水要在透析超滤中一并清除。

（4）无肝素血液透析的注意事项：无肝素血液透析时需要考虑患者水负荷状态、心功能和血压是否正常。另外，需要综合判断患者的出血情况和凝血状态。透析过程中要避免输血。还要注意，无肝素血液透析并不能改善有出血倾向的基础疾病。对于中心静脉导管作为血管通路的患者，透析后封管液采用肝素仍然会存在出血风险，因此，建议此类患者考虑枸橼酸封管。

9. 什么是枸橼酸血液透析？

病例展示

张爷爷是一位透析6年的尿毒症患者，血管通路是带隧道带涤纶套的导管。此次张爷爷因消化道出血入院。医师采用了无肝素血液透析治疗，但张爷爷的透析导管出现堵塞。于是，医师调整透析方式为枸橼酸血液透析。

那么，哪种情况适合做枸橼酸血液透析呢？

（1）枸橼酸血液透析的适用人群：枸橼酸血液透析是采用

枸橼酸作为局部抗凝药物的一种血液透析方式，需要在透析过程中每小时监测血气分析，以调整枸橼酸和游离钙浓度。枸橼酸血液透析适用于有活动性出血或高危出凝血风险，而无肝素血液透析又无法满足充分透析的患者。

（2）枸橼酸血液透析的优势：常见枸橼酸浓度为4.0%～46.7%，临床常采用4%枸橼酸钠作为抗凝药物。枸橼酸在体外管路中可以抗凝，进入体内很快被代谢分解，不会引起患者出血。对于有出血的患者，如果使用无肝素血液透析，可能引起血管通路障碍。因此，使用4%枸橼酸钠血液透析能有效解决血液透析抗凝问题。

（3）枸橼酸血液透析治疗模式：采用枸橼酸血液透析时，需要在患者每次透析过程中每小时监测血气指标。枸橼酸应以一定速度输入，同时维持血钙水平。

（4）枸橼酸血液透析注意事项：枸橼酸血液透析时需要注意患者肝功能情况和血氧饱和度。如果有严重肝功能不全和氧饱和度降低的现象，不建议使用枸橼酸血液透析。另外，采用枸橼酸血液透析时，需要配合医护人员，每1～2 h采集血气进行分析，以保障透析安全。

一、腹膜透析——尿毒症患者的另一种选择

1. 什么是腹膜透析?

腹膜透析是治疗尿毒症的肾脏替代治疗方法之一。与血液透析一样,腹膜透析可帮助尿毒症患者清除体内产生的代谢产物和多余的水分;不同的是,其不需要用透析器进行透析,而是利用人体腹腔内的腹膜进行透析。腹膜是覆盖于腹腔、盆腔壁内面和腹腔、盆腔脏器表面的一层薄而光滑的浆膜,它面积很大,具有强大的物质交换功能。进行腹膜透析前,需要做一个小手术将一根软导管(腹膜透析管)置入腹腔,每天定时通过导管将配制好的腹膜透析液灌入腹腔,灌入腹腔的透析液与血液之间通过腹膜进行溶质和水分的交换和运转,然后定时排出废液,如此不断灌入新鲜的腹膜透析液、引流出废液,以达到清除体内毒素和多余水分的目的。腹膜透析有2种方式:一种是由患者手工换液操作进行治疗;另一种是利用自动化腹膜透析机在患者夜晚睡眠时进行腹膜透析治疗。以上2种方式基本

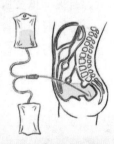

都是由患者经过医护人员培训后自行居家进行。

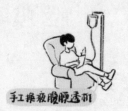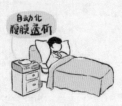

2. 腹膜透析有什么优势？

（1）腹膜透析不需要建立血管通路，不需要应用抗凝药物，不会增加出血风险。

（2）腹膜透析是居家治疗，比较方便，操作简单，时间灵活，节省了去医院的时间和费用，患者生活质量较高。自动化腹膜透析利用机器在晚上进行透析治疗，更适合白天需要上班和学习的年轻患者或白天无家属照顾的老年患者。

（3）由于血流动力学稳定，腹膜透析可更好地保护残余肾功能，改善患者的预后。

（4）腹膜透析不需要把血液引出体外，避免交叉感染某些传染病，如乙肝、丙肝、梅毒、艾滋病等；同时减少血量浪费，避免加重贫血。

（5）对心血管系统影响相对小。

（6）因为不需要建立血管通路，对血管条件差的患者有利。

3. 什么人更适合做腹膜透析？

（1）老年人、婴幼儿、儿童患者。因腹膜透析对心血管功能影响小且无须行血管穿刺，容易被老年人和儿童患者接受。

（2）心绞痛、心肌梗死、心肌病、严重心律失常、脑血管意外、反复低血压、顽固性高血压等心血管状态不稳定或有心脑血管疾病史的患者。

（3）血管条件不佳或反复动静脉造瘘失败的患者。

（4）胃肠出血、颅内出血、颅内血管瘤等凝血功能障碍伴明显出血或有出血倾向的患者。

（5）有残余肾功能的患者。

（6）需要白天工作和上学的患者。

（7）交通不便的偏远地区患者。

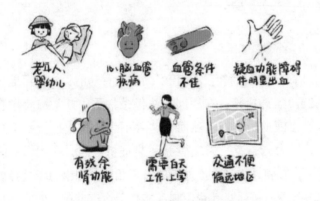

二、是否应该选择腹膜透析

腹膜透析是治疗慢性肾衰竭的常用方式之一，但由于其为居家治疗，依靠患者自我操作，可能存在一些疑问和认识误区。

1. 腹膜透析安全吗？

腹膜透析是一种居家治疗方式，操作不复杂，但必须在有资质的医院通过手术置入腹膜透析管，患者经过医院专业培训，掌握腹膜透析操作的相关注意事项且考核合格后才可以回家自行操作。腹膜透析中心和患者之间会建立双向联系，医护人员会定期电话询问患者居家腹膜透析情况，患者遇到并发症或疑难问题可以电话联系腹膜透析中心。根据患者情况，腹膜透析中心会要求患者每1~3个月定期到医院复查，并根据患者症状体征和化验结果及时调整腹膜透析方案和用药情况，预防和治疗各项并发症，还会定期进行具有针对性的健康教育。因此，腹膜透析是安全的，有很完善的培训体系和管理团队。

2. 腹膜透析省钱吗?

如果尿毒症患者有相对较好的残余肾功能，一天可能只需交换2~3袋透析液，在相同的医保条件下，此类患者做腹膜透析比血液透析省钱。然而，这并不意味腹膜透析是绝对省钱的，因为当患者一天交换4~5袋透析液时，在相同的医保条件下，腹膜透析和血液透析的费用相当。如果患者选择做自动化腹膜透析机器，其费用则可能高于血液透析，同时其生活质量也相对提高。在欧美等经济发达的国家和地区，由于操作灵活、生活质量相对较高等优势，腹膜透析有一定的治疗比例。

3. 长期腹膜透析患者需要注意什么?

（1）定期随访：随访是腹膜透析中心根据医疗情况和腹膜透析后患者的病情需要，与出院后的患者保持联系，预约患者定期来医院复查，对患者的病情、疗效、发展状况继续进行追踪观察所做的工作。腹膜透析患者在不同时期可能会出现不同的并发症，因此，定期到医院复查对于预防和处理问题非常重要。

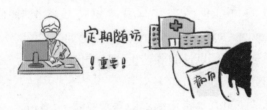

（2）遵医嘱治疗：严格要求自己，遵医嘱服药和做透析。

（3）科学饮食：控制糖分和水、盐的摄入，适当增加优质蛋白摄入，减少含磷高的食物摄入。

（4）规范操作：患者应始终按照专业医护人员所教授的操作标准来进行腹膜透析治疗，以避免发生腹膜炎及其他相关感染。

（5）控制血压，保持健康的生活和饮食习惯，预防心脑血管事件的发生。

（6）积极回归社会，做力所能及的事。

三、腹膜透析治疗方式

如前所述，腹膜透析患者只需在医院做一个简单的小手术，医师将一条柔软的硅胶短管（腹膜透析管）经腹壁置入患者腹腔，这条腹膜透析管一端留在腹腔内，中间一段埋在皮下，另一端留在腹壁外面，是腹膜透析液进入和排出的通路。

透析管如同铅笔粗细，不使用时，可以用衣服盖住隐藏起来。如果保护得好，透析管可终身使用。腹膜透析可在任何清洁的地方进行，所需设备包括装腹膜透析液的袋子和与袋子相连的塑料管。

腹膜透析有很多治疗模式，包括持续不卧床腹膜透析（continuous ambulatory peritoneal dialysis，CAPD）、日间不卧床腹膜透析、间歇性腹膜透析和自动化腹膜透析（automated peritoneal dialysis，APD）等。

腹膜透析患者最常用的腹膜透析模式是CAPD，其操作模式通常为每天交换透析液3～5袋，白天每次透析液在腹腔内保留4～6 h，夜间最后一次腹膜透析液留腹过夜。每次换液需要手动更换。

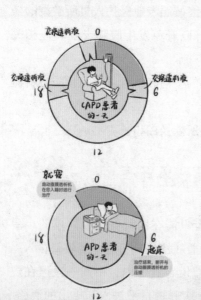

对于学生或有工作需求的人群，或白天没有足够时间进行腹膜透析的患者，还可以选择APD。APD通常在夜间进行，患者在夜间临睡前，将腹膜透析管与腹膜透析机相连，预先设置好参数，机器会在患者睡觉时自动向腹腔内灌注一定量的腹膜透析液，在腹腔内停留数小时后，再将废液引流出体外，整个过程无须手动更换透析液。早晨治疗周期完毕，将管路和机器断开连接，患者就可以进行正常的生活和工作了。

与CAPD相比，进行APD的患者白天可以正常工作和活动，夜间睡眠时机器自动进行透析，操作简单，生活质量更高，但其费用较高。CAPD需要人工换液，但费用较低，大多数患者能够接受。故临床上，大多数的腹膜透析患者选择进行CAPD治疗。

四、腹膜透析操作注意事项

1. 腹膜透析操作最重要的原则是什么？

腹膜透析操作最重要的原则是无菌操作。

（1）无菌操作的原因：无菌操作可预防因操作污染导致的腹膜炎等感染并发症的发生。一旦发生腹膜炎，不仅会引起患者腹痛、发热等身体不适，还会造成体内蛋白质丢失、残余肾功能下降；如反复发作，还会引起腹膜硬化而无法继续治疗。因此，认真洗手、记住透析操作中需要保持无菌的环节和部位，按规范认真地进行操作至关重要。

（2）无菌操作的要点

1）换液的环境应洁净、干燥、光线良好，每天通风并进行紫外线消毒，治疗时关闭门窗和空调、电风扇，减少操作环境中的细菌数量。

2）操作前认真洗手，操作时戴口罩遮住口鼻。

3）仔细检查透析液的有效期、有无破损和漏液、有无絮状物和杂质等。

4）根据操作要求换液，不要污染无菌的物品。

5）如果出现漏液，或不小心触碰无菌物品需要立即夹闭短管开关停止透析，并联系医护人员进行处理。

2. 如何安全地进行换液操作？

（1）腹膜透析治疗每天需要进行数次透析液交换，每次交换过程包括如下步骤。

1）排出腹腔内引流液：是将腹腔内已经存留的透析液通过透析管排出的过程。通常需要10~20 min。

2）灌入新的透析液：把新的透析液灌入腹腔中，一般需要10 min。

3）透析液留腹阶段：是透析液存留在腹腔中持续性地净化血液的过程。留腹的时间为日间4~6 h，夜间8~10 h。在这期间，患者可以正常地工作、学习和生活。

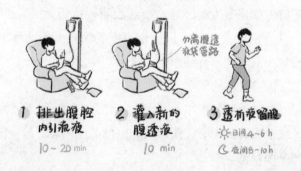

（2）腹膜透析液加温：在进行腹膜透析前，患者需提前把透析液放在暖液袋或恒温箱内进行加热。

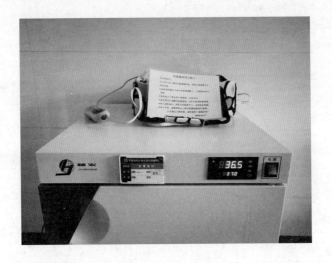

1）腹膜透析液加温的原则：只能用干的加热法，不能把腹膜透析液放在水里加热。应注意的是，加热时千万不要撕开或除去外袋。

2）腹膜透析液加温的方法：可用专用的恒温暖液袋进行加温。恒温暖液袋是腹膜透析液专用加温包，可以智能、均匀地对腹膜透析液进行加温。具体用法为，将1袋腹膜透析液放入包内，按下开关，加温包就能自动加温到37℃，并保持温度恒定。无须手动调节，对药液无损。

也可用可调式电热毯等加温。用电热毯包裹加温没有自动调节的恒温功能，不首选推荐应用。如要使用，应注意用电安全。注意掌握不同的电热毯需要的加温时间不同。

3）不建议使用的加温方法：不建议使用微波炉加热。用微波炉加热的物品通常受热不均。用来加热腹膜透析液容易导致透析液袋子破损，故不建议应用。如需应急使用，需要调至低温档，加热后需要摇匀腹膜透析液，保证温度均衡、合适，需要仔细检查确认透析液无漏水且温度合适后才可使用。

4）禁止使用的方法：不能放在温水盆中加热。

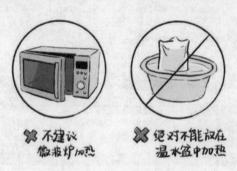

5）停电时的加温方法：如果停电，可以用2个热水袋将腹膜透析液夹在中间，外面用毛巾包裹加热。

6）腹膜透析液的合适温度：可加温至37～40 ℃，即用手背触摸透析液袋接近体温为好，太凉或太热均不可用。温度太低、太凉，会使人体温度降低，并可能出现腹泻；温度太高则会损伤腹膜，引起腹痛等不适。

（3）腹膜透析换液操作：腹膜透析换液操作包括准备、连接、引流、冲洗、灌注、分离、检查引流液、称重、记录、处理废弃物10个过程。

1）换液前的准备工作

A. 环境准备：室内紫外线消毒、用消毒液擦拭桌面，关闭门窗和空调、电风扇。

B. 物品准备：已加温并符合治疗要求的无菌腹膜透析液、2个蓝夹子、2个碘伏帽、1瓶免洗手消毒液。

C．操作者自身准备：脱掉外套、六步洗手法、戴口罩（无论操作者还是患者均需戴口罩）。

2）连接：取出腹腔外连接短管，确认短管旋钮开关关闭。拉开双联系统Y型管口的黄色拉环。取下腹腔外连接短管管口的碘伏帽，与双联系统的Y型管口在无菌状态下迅速对接、拧紧。

3）引流：患者采取坐位，空袋子放在足旁地上的盆内。打开腹腔外短管开关，将腹腔内液体引流排放至空袋子。观察引流是否顺畅，以及引流需要的时间（通常10～20 min能排空腹腔内液体）。引流结束，关闭腹腔外短管开关。然后夹闭引流袋管路。

4）冲洗：已加温并准备灌入的透析液需要挂在高于患者肩膀位置（坐位时）。确定腹膜透析短管的旋钮开关已关闭后，折断入液管路的绿色的易折出口塞。打开入液管道和引流袋管路的蓝夹子，排尽入液管路的空气并以透析液冲洗管路（需5 s，量约100 ml）。夹闭引流管管路蓝夹子。

5）灌注：检查管路无气泡后，打开腹膜透析短管开关，将透析液灌入腹腔（注入时间约需10 min）。

6）分离：灌液完毕，关闭腹膜透析短管开关，夹闭入液管和引流管。将碘伏帽拿在手中，按医护人员所教方法，将短管和Y型管分离，同时用碘伏帽盖住腹膜透析短管口并拧紧。操作时应注意腹膜透析短管口朝下。

7）检查引流液：将有字的透析液放下面（字面朝上），废液袋光面朝上，观察是否可看清下面字迹。如果看不清，应联系腹膜透析中心。

8）称重：可将放出的透析液倒入量筒，测量放出的透析液量，并记录在透析单上；也可将放出的透析液袋直接放在台式电子秤上称重。称重的目的是为了记录并评估本袋透析的超滤量（称重时需注意，2个袋子＋管路≈200 ml，称量时应减去）。

9）记录：正确完整填写腹膜透析记录本。

10）处理废弃物：剪开装有废弃腹膜透析液的袋子，将透析液倒入马桶；将空袋子、用过的管路等装入黄色医用垃圾袋，方便医院回收。洗手。

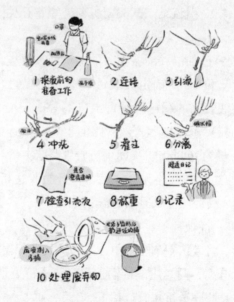

3. 如何处理换液治疗中的常见紧急问题？

（1）换液操作中连接头污染的处理方法：如果双联系统Y型管末端的接头受到污染，应丢弃整套腹膜透析液，并立即

处理外接短管末端，盖上一个新的一次性碘伏帽，待新的腹膜
透析液加温准备好后重新开始换液操作。如果污染了腹腔外连
接短管的末端接头，应确认短管上的螺旋开关是关闭的，盖上
新的碘伏帽，与腹膜透析中心医护人员联系更换一条新的短管。

（2）透析管路出现漏水的处理方法：立即关闭腹腔外连
接短管上的螺旋开关；分别用蓝夹子夹住漏水处两端；按操
作要求，更换一袋新的腹膜透析液；将情况向腹膜透析中心
医护人员汇报。

（3）腹腔外连接短管与钛接头脱开的处理方法：立即夹
闭腹膜透析管近端；用新的碘肤帽套在腹膜透析管裸露的管
口；用无菌敷料包扎好头端和钛接头；去医院由医护人员消毒
钛接头并更换新的腹腔外短管；根据医嘱预防性服用抗生素。

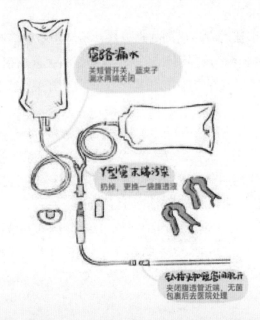

（4）透析液袋子渗漏的处理方法：换上新的透析液袋，保留有渗漏的透析液，并告知腹膜透析中心。

（5）灌液或排液速度缓慢的处理方法：先检查管路是否打折，开关是否完全打开。如果无效，尝试改变体位，即坐位改为站位，足尖着地、一下一下地蹬足跟；或改平卧位，向左侧或右侧翻身，观察是否改善。回忆近期是否有便秘，观察管路中是否有絮状或团块状的纤维蛋白。可将管路在手指上绕3～4圈，用力挤压，看能否使其通畅。如仍未改善，请联系腹膜透析中心。

（6）出口处渗漏的处理方法：请覆盖好纱布，保持出口干燥，并立即联系腹膜透析中心。

（7）管路有空气的处理方法：立即关闭腹膜透析短管开关，再次排气。

（8）引流时有疼痛的处理方法：请利用短管上开关旋钮调节引流速度，放慢引流速度，观察疼痛缓解和引流情况。如出现持续引流疼痛且引流困难，立即关闭开关，联系腹膜透析中心。

（9）引流出浑浊透析液的处理方法：透析液浑浊可能与发生腹膜炎有关，请保留好浑浊透析液，立即联系腹膜透析中心。如果腹痛明显，可用已加温的新的透析液进行腹腔冲洗后，带上前一袋浑浊的透析液到医院处理。

（10）引流出血性透析液的处理方法：血性透析液可能与女性月经期、剧烈活动、提重物等有关。应立即致电腹膜透析中心，在医护人员指导下用温凉的透析液冲洗后观察透析液变化。如果颜色变淡可继续观察；如果颜色变深，应立即去医院就诊。

（11）引流出的透析液有白色絮状物的处理方法：如有少量的白色絮状物可以继续观察，如有很多，则需与腹膜透析中心联系用药，预防堵管。

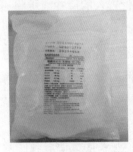
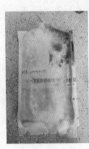
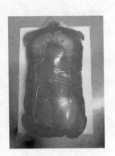

正常透析液　　　浑浊透析液　　　血性透析液

五、腹膜透析并发症和防治

腹膜透析作为一种居家治疗方式，其并发症可分为非感染性并发症和感染性并发症两大类。非感染性并发症主要有：①导管相关并发症；②与腹内压增加相关的并发症；③出血相关并发症；④与代谢相关的并发症；⑤腹膜功能衰竭；⑥营养不良；⑦心血管并发症、钙磷代谢紊乱等。感染性并发症包括腹膜透析相关性腹膜炎、出口处感染和隧道感染。

1. 腹膜透析相关的非感染性并发症有哪些？

（1）导管相关并发症

1）腹膜透析导管移位：患者在家中进行腹膜透析时，如果发现腹膜透析液灌入时很通畅，但流出时不通畅，流速减慢甚至停止、流出液量减少，就要警惕腹膜透析导管移位的可能。

导致腹膜透析管移位的常见原因既有手术相关因素，也有患者因素。

手术相关因素主要与腹膜透析导管置入的位置或腹膜透析导管皮下隧道的方向放置不当有关。因此，为了避免出现上述问题，医师一般会在术前请患者排空膀胱，置入导管时尽量避开网膜，并将导管末端置于盆腔处；同时，医师会根据患者的身高、体型、导管的类型选择合适的置管位置，并建立合适的皮下隧道。

常见的患者因素包括长期卧床、便秘、腹泻等导致肠蠕动异常的情况。因此，医师建议患者术后尽早下床活动，平时多食用蔬菜，多活动，保持大便通畅。长时间下蹲或剧烈咳嗽、打喷嚏会导致腹腔内压力增高，腹膜透析患者应尽量避免类似动作。反复牵拉腹膜透析导管容易增加导管移位的风险，应尽量避免。腹泻、食欲缺乏容易导致电解质紊乱，引起肠蠕动异常，也会增加腹膜透析管移位的风险。

一旦出现出液不畅，需至医院就诊。如果立位腹部X线片显示腹膜透析导管移位（不在真骨盆内），往往需要手法复位。患者取卧位，放松腹肌，医务人员会根据腹膜透析导管漂移在腹腔的位置，由轻到重在腹壁上通过按、压、振、揉等手法使腹膜透析导管回到原来的位置。如果非手术治疗无效，少数患者可能需要手术重新置管或腹腔镜下复位。

2）腹膜透析导管堵塞：患者进行腹膜透析换液时，还可能遇到以下情况。腹膜透析液灌入没有问题，但引流不畅，或腹膜透析液灌入引流都不通畅，可伴或不伴腹痛。此种情况多考虑腹膜透析管堵塞可能。腹膜透析管堵塞的临床表现差异很大，主要取决于堵塞的部位。如果是侧孔堵塞，腹膜透析液灌入不受限制，而流出时始终不通畅；如果是网膜包裹，腹膜透析液灌入时速度减慢，同时可伴局部疼痛，疼痛严重程度与包裹程度相关。腹膜透析导管堵塞多由纤维蛋白或血凝块堵塞导致。

出现上述情况后需要至医院就诊，医师一般会给予生理盐水50～60 ml，快速、加压推入腹膜透析导管；如果考虑纤维蛋白或血凝块堵塞腹膜透析管，还可使用肝素或尿激酶封管。此外，适当使用轻泻药物可以保持大便通畅并增加肠蠕动。少数患者可能还需要调整隧道中腹膜透析导管的角度和方向。内科非手术治疗无效者需考虑手术或腹腔镜处理。

3）渗漏：患者更换腹膜透析液时，突然发现腹膜透析液从腹膜透析管周围流出，特别是腹膜透析液注入时更明显，这种情况有可能是发生了管周渗漏。管周渗漏往往与手术和各种原因导致的腹内压升高有关，常发生于腹膜透析手术后数天内。如果病情许可，延迟1～2周开始透析可降低渗漏风险。一旦发生管周渗漏，应引流腹膜透析液，放空腹腔，停止透析24～48 h。其间如患者需要透析，可先行血液透析过渡。经过腹腔休息后，大多数轻度渗漏可自愈，如果仍存在，应拔除导管，在其他部位重新置管。

如果患者自己发现腹壁局部鼓包，无明显水肿，但体重短期内明显增加，腹膜透析液流出量减少，则要考虑腹壁渗漏的可能。腹壁渗漏的原因主要包括腹膜存在先天性或后天性缺陷、手术，以及术后合并导致腹腔内压力增高的因素。腹壁渗漏可发生在早期，也可发生在晚期。腹部CT和（或）MRI有助于明确渗漏部位。患者居家治疗时，避免长时间咳嗽、负重、屏气等增加腹部压力的动作，可有效降低渗漏的风险。其间如患者需要透析，可以考虑血液透析过渡或减少透析留腹容量。上述方法无效时应进行外科修补。

（2）与腹内压增加相关的并发症

1）疝：疝是人体组织或器官一部分离开了原来的部位，通过先天或后天形成的间隙进入其他部位。长期进行腹膜透析的尿毒症患者，随着透析时间的延长，伴随着患者腹部肌肉的不断萎缩，疝的发生概率会明显升高。

疝气的形成

绝大多数的疝看得见、摸得着，时而明显、时而消失，且与体位有关。腹壁疝一旦发生，通常可以观察到腹壁局部膨隆。当注入腹膜透析液时，局部膨隆更明显，让患者站立或做一些增加腹部压力的动作则疝突出更明显。如果没有嵌顿，一般可以回纳。根据突出部位的不同，分为脐疝、切口疝、腹股沟疝、膈疝等。超声检查、腹部CT可协助明确诊断并定位疝。

腹膜透析患者发生腹内疝的主要原因是腹内压的增高，例如，各种原因导致患者腹壁薄弱、手术、存腹液体量过大、患者营养状况差，以及手术切口愈合不良等。疝的治疗一般需要外科手术修补。如果疝不能回纳或有疼痛，考虑嵌顿疝，需

急诊手术。如果患者残余肾功能较好，可考虑暂停腹膜透析
2～4周，其间密切观察患者的临床症状，以及有无高血钾、
酸中毒。如需透析，可采用小剂量多频次透析模式，有条件者
可行APD，也可以考虑临时血液透析过渡。

2）胸腔积液：人体的胸壁和肺之间有个潜在的腔隙，医
学上称为胸膜腔。正常情况下，胸膜腔处于负压状态，内有
少量的液体，呼吸时起润滑作用。正常人每天都会有500～
1000 ml液体动态形成和吸收。炎症、肿瘤等很多因素都会导
致胸膜腔内液体增多，即可产生胸腔积液。腹膜透析并发胸
腔积液的发生率为1%～10%，可发生在腹膜透析的各个阶段。
腹膜透析患者并发胸腔积液的临床表现非常多样，从无症状到
严重的胸闷、气短、伴或不伴有咳嗽均可发生，同时伴有超滤
量的减少。临床症状的轻重与胸腔积液量有关。胸腔积液绝大
多数出现在右侧。多数认为发生胸腔积液的原因是膈肌本身存
在缺损，缺损可以是先天性的，也可以是获得性的。在腹压增
大的情况下，透析液可从腹腔通过缺损处进入胸膜腔形成胸腔
积液。

如果患者进行腹膜透析治疗时出现严重的呼吸困难、发
绀、低氧血症，伴有胸腔积液，应考虑胸腹瘘可能。胸腹瘘是
腹膜透析的严重并发症之一，需要立即到医院就诊。医师会为
患者抽吸胸腔积液，帮患者缓解症状，同时留取胸腔积液标本
送检。如果胸腔积液检查葡萄糖浓度远高于血糖浓度，其他呈
漏出液特点，则支持胸腹瘘的诊断。此外，直立位和侧卧位胸
部X线片、亚甲蓝还原试验、放射性核素扫描也可协助诊断。

短期内停止腹膜透析、减少每次的透析剂量、缩短存腹时

间等均能减少胸腔渗漏。临床怀疑胸腹瘘时，应立即放出腹膜透析液，抽吸胸腔积液。部分患者暂停腹膜透析一段时间后可自发愈合。暂停腹膜透析期间，可改为血液透析过渡治疗。非手术治疗无效时，可考虑手术修补膈肌、胸膜固定术或电视胸腔镜手术等。

3）会阴部水肿：会阴部水肿作为渗漏的一种，在腹膜透析患者中的发生率约为4%。大多数患者表现为突然发生的无痛性的阴囊、阴茎、大阴唇肿大，伴或不伴疼痛，男性多见，常需要与低蛋白血症导致的阴囊水肿或阴囊疝相鉴别。发生会阴部水肿后，应暂停腹膜透析，卧床休息并抬高患处。如需透析，多改为临时血液透析过渡。择期手术缝合缺失部位，必要时重新置管。

（3）出血相关并发症：正常情况下腹膜透析液是清澈无色的透明液体。如果引流出的腹膜透析液呈淡红色，患者也无须过于紧张。腹膜透析患者出血的原因有很多，包括患者自身的凝血功能障碍、平时服用抗凝药物（阿司匹林、华法林、波立维等）、手术损伤、女性月经期血液渗透至腹腔等。一旦发生手术切口或出口处出血，应立即压迫止血。如有血性透出液，

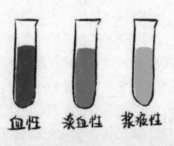

血性　浆血性　浆液性

用腹膜透析液反复冲洗后，多会逐渐变淡、消失。女性患者如果与月经相关，无须特殊处理。严重出血者比较少见，必要时需切开重新进行手术处理。

（4）与代谢相关的并发症：随着透析时间的延长，部分腹膜透析患者会发现自己的肚子比

以前增大，体重也增加了；有些患者没有糖尿病病史，但血糖逐渐升高；以前血糖控制很好的糖尿病患者的血糖也逐渐难以控制。这是因为目前绝大多数腹膜透析患者使用的腹膜透析液都是以葡萄糖为渗透剂，其原因主要是葡萄糖能够产生有效超滤，且成本低廉。但腹膜透析液留腹后，60%～80%的葡萄糖会通过腹膜被人体吸收，腹膜透析液糖浓度越高，葡萄糖吸收越多。CAPD中，患者平均每天经腹膜透析液中吸收的葡萄糖达100～300 g。长期使用含糖腹膜透析液会增加人体的糖负荷，从而导致多种代谢异常，如胰岛素分泌增加、出现胰岛素抵抗、肥胖、糖尿病等代谢方面的并发症。

长期的糖脂代谢紊乱是心血管疾病的危险因素，会对腹膜透析患者的长期预后产生不利影响。为了降低代谢方面的并发症，应做到"管住嘴、迈开腿"：①要重视饮食管理，尽量不吃或少吃高糖、高脂的油炸食物，口味尽量清淡，严格控制水和盐的摄入，可以减少高渗透析液的使用需求；②生命在于运动，患者不要"宅"在家里，要根据自己的身体状况适当运动，增加对葡萄糖的消耗；③不要自己随意调整透析处方，与腹膜透析中心的医护人员保持良好的沟通，确定合理的腹膜透析处方，在保证代谢毒素和液体清除的前提下，尽可能使用低透析剂量和低葡萄糖浓度透析液；④合并糖尿病、高血压、高脂血症、高尿酸血症等基础疾病的患者应积极控制血糖、血压、血脂和血尿酸等指标。随着科技的进步，现已有一些新型的透析液，如艾考糊精或氨基酸等腹膜透析液可避免糖及其代谢产物引起的代谢并发症，但由于其费用昂贵，使其在临床的进一步推广和应用受到限制。

（5）腹膜透析超滤衰竭：超滤衰竭是腹膜透析常见的并发症之一，随着腹膜透析时间的延长，腹膜功能会逐渐丧失而发生透析失败。超滤衰竭的发生与腹膜透析液的生物不相容性、反复发生的腹膜炎、透析处方的不规范、腹膜纤维化、腹膜血管生成和血管通透性增加等很多因素有关，也是腹膜透析患者不得不退出腹膜透析最常见的原因之一。

1）腹膜透析超滤衰竭的定义：国际腹膜透析学会将腹膜透析超滤衰竭定义为，4.25%葡萄糖透析液留腹4 h，超滤量小于400 ml。但要排除液体摄入过多、皮下渗漏、腹膜透析管功能障碍和透析处方不合理等原因。超滤衰竭大多与长时间使用高糖腹膜透析液或反复腹膜炎有关。

2）保护腹膜功能

A. 加强患者教育。要让患者了解容量超负荷给自身带来的危害，教会患者监测体重，记录饮食、每天超滤量、血压等，做好自我评估容量以控制情况。通过培训和再培训环节，

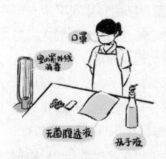

提高患者依从性，叮嘱患者不能随意加减透析剂量，特别要避免不合理地长期使用高糖腹膜透析液。

B. 加强无菌观念的培养，规范患者的操作，尽可能减少腹膜炎的反复发生。

C. 保护残肾，让患者尽可能保留一定尿量。尿量反映了患者的残余肾功能。较好的残肾功能可帮助患者减少透析剂量和高浓度葡萄糖的使用，从而减少高糖透析液对腹膜的损害。

D. 定期复诊和评估腹膜功能，合理调整腹膜透析处方。如果条件许可，选用生物相容性较好的透析液能够一定程度地防止超滤衰竭。

目前超滤衰竭的治疗方法相对有限，提高患者自我管理质量和治疗的依从性是预防超滤衰竭的关键。

（6）腹膜透析相关营养不良：营养不良是腹膜透析患者普遍存在的问题，可降低腹膜透析患者的生活质量，导致其死亡率增加。有些患者认为自己每天吃的鸡鸭鱼肉样样不少，怎么还会营养不良呢？其实导致腹膜透析患者营养不良的病因非常复杂，包括患者自身的饮食摄入不足或结构不合理、蛋白质经腹膜透析液的丢失、透析不充分和微炎症状态等。国际肾脏营养和代谢学会提出用蛋白质-能量消耗（protein energy wasting，PEW）来描述慢性肾脏病患者的营养不良问题。简单来讲，PEW主要指在肾脏病过程中与消瘦、恶病质、营养不良和炎症相关的蛋白质和热量储备下降的一种营养状态。

PEW与腹膜透析患者的生存期和预后密切相关，而PEW的发生受很多因素影响。因此，应分析腹膜透析患者营养不良的原因，除了给予科学的饮食指导以外，还需要关注患者透析是否充分、有无合并感染等因素。如果膳食蛋白质和能量摄入不足以达到人体的营养需求，可通过口服营养剂进行补充；如果患者存在厌食、吞咽障碍或不耐受口服营养剂，可以给予肠内营养支持治疗。腹膜透析患者的营养管理是综合管理的过程，给予个体化的饮食指导，确保营养物质摄入充足，口服或肠内营养补充剂、适当进行体育锻炼、充分透析、应用新型腹膜透析液等都是改善营养不良的重要手段。

（7）心血管并发症、钙磷代谢紊乱：心血管并发症是腹膜透析患者主要的死亡原因。导致腹膜透析患者心血管并发症的原因既有传统的危险因素，如高血压、糖脂代谢紊乱、吸烟、肥胖，还包括尿毒症本身和腹膜透析治疗相关的因素，如容量超负荷、残肾功能丢失、氧化应激、钙磷代谢异常等。

由于治疗方式的特殊性，腹膜透析患者体内始终保留约2 L的腹膜透析液，人体处于高容量负荷状态。随着透析龄的延长，腹膜的结构和功能发生变化，液体超滤能力逐渐下降，水钠潴留进一步加重。同时，长期的容量超负荷会加重心脏负担，导致心脏结构和功能发生改变，最终出现左心室肥厚、心力衰竭等。腹膜透析患者的尿量反映了患者的残余肾功能。较高的残余肾功能可帮助患者更好地清除液体以减轻容量负荷，从而发挥心血管保护作用。随着透析龄的延长，残余肾功能逐渐丢失，患者的营养不良、钙磷代谢紊乱、贫血更为突出，会进一步增加腹膜透析患者的心血管风险。

钙磷代谢紊乱也是终末期肾病患者最常见的并发症之一。除了既往熟知的对骨骼系统的破坏以外，近年大量研究显示，高磷血症还通过多种机制刺激血管和心脏瓣膜的钙化，增加心血管事件风险。此外，普通腹膜透析液中钙含量为1.50～1.75 mmol/L，如果腹膜透析患者同时使用含钙磷结合剂，人体多脏器转移性钙化风险明显增高，患者的全因死亡和心血管死亡风险明显增加。

因此，科学的生活管理、透析充分、保护残余肾功能和纠正钙磷代谢紊乱可明显提高腹膜透析患者的生活质量，减少心血管事件的发生、发展，改善患者预后。

2. 腹膜透析相关感染性并发症有哪些?

随着腹膜透析技术和患者管理质量的提高,腹膜透析相关感染性并发症的发生率已显著降低,但腹膜炎仍是腹膜透析常见的并发症之一,是造成腹膜透析患者住院、拔管、转为长期血液透析和死亡的主要原因。腹膜透析相关感染性并发症包括腹膜透析相关腹膜炎、腹膜透析管出口处感染和隧道感染,后两者统称为导管相关感染。

(1)腹膜透析相关腹膜炎

1)定义:简单来说,腹膜透析相关腹膜炎就是在腹膜透析治疗过程中,由各种原因导致的腹腔内急性感染性炎症。腹膜炎突出的临床表现就是腹痛、腹膜透析液浑浊。严重的腹膜炎患者会出现脓毒症甚至休克表现。

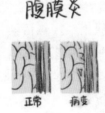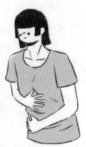

相关指南推荐,腹膜透析相关性腹膜炎的诊断应至少符合下列3项中的2项或以上:①腹痛和(或)腹膜透析液浑浊,伴或不伴发热;②透析液中白细胞计数 $>100 \times 10^6$/L(存腹时间>2 h),多形核细胞比例$>50\%$;③流出液中病原微生物培养阳性。

腹膜透析患者一旦出现腹痛、腹膜透析液浑浊,应立即到医院就诊并完善相关检查。需要注意的是,除了液标本外,还需留取透出液标本送检(尽量留取首袋出现浑浊的透出液,因为使用抗生素后,病原菌培养的阳性率会明显下降)。如果患

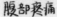

腹部疼痛　　　腹透液浑浊

者距离医院较远，不能立即送检，透出液袋子应放置于冰箱中冷藏。病原菌的确定可帮助查找导致腹膜炎的可能原因并指导抗生素的选择。

腹膜透析患者出现腹痛时，还需要结合患者的性别、年龄、伴随症状等情况，并与其他伴有腹痛的疾病相鉴别，以免漏诊。常见的鉴别诊断包括急性阑尾炎、急性胆囊炎、急性胰腺炎、腹腔脏器穿孔或破裂、急性肠梗阻、肾绞痛等。如果是女性患者，还需要与宫外孕、急性卵巢蒂扭转、黄体破裂等妇科急症相鉴别。故除了腹膜透析液的化验以外，还需根据患者情况进行其他化验，以排除上述疾病。

2）常见原因：接触污染、导管出口处和隧道感染、便秘、肠道感染、泌尿系统感染，甚至某些医疗操作都可能导致腹膜炎的发生。常见的原因包括进食不洁饮食（包括吃剩饭剩菜）、近期有腹痛腹泻等肠道感染史、换液操作过程不规范、出口处和隧道感染等。查找腹膜炎的病因对患者个体化再培训，降低再次感染风险极其重要。

3）治疗方法

A. 经验性治疗：出现典型腹膜炎表现的患者，在留取透出液标本之后，应尽快启动经验性抗生素治疗，不需要等待腹水的检查结果。获得透出液微生物培养和药敏试验结果后，应立即调整使用的抗生素。严重腹膜炎患者如合并发热、血培养阳性、肺炎、感染性休克等情况，需静脉应用抗生素联合治疗。

B. 注意事项：腹膜炎一旦诊断，医师会根据患者病情开具相应的抗生素处方。相关指南推荐腹腔内使用抗生素，可采用持续给药（每次腹膜透析液交换时均加药）或间歇给药（每天或每间隔若干天仅在1次腹膜透析液交换时加药）两种方式。如果是患者自己居家操作，腹膜透析患者一定要遵照医嘱执行。切记：①加药前应认真消毒加药口；②任何需要联合使用的抗生素，必须使用不同的注射器将药物分别注入。透析液浑浊程度较重时，可先行腹膜透析液灌注冲洗（即进即出）至其基本变清，再在腹膜透析液中添加抗生素（可快速控制腹膜炎，为个人经验）和肝素（4 mg/L），以避免纤维蛋白凝结堵塞腹膜透析导管。

APD患者发生腹膜炎时，为了保证足够的抗生素留腹时间，医师一般会推荐临时转为CAPD治疗模式，按照CAPD相关腹膜炎进行治疗。

C. 治疗观察：通常在治疗开始后48 h内，患者的腹痛、腹膜透析液浑浊程度会得到明显改善。如果治疗48～72 h后患者仍有明显腹痛、腹膜透析液浑浊，或腹痛虽有所改善，但腹膜透析液仍明显浑浊，应根据微生物培养和药敏试验结果及时调整治疗方案。必要时可重复进行培养。

D. 腹膜炎的后续治疗：如初始治疗有效，患者的临床症状通常在12～48 h明显改善，透出液转清，可继续经验性抗生素治疗。获得培养结果后，相关指南推荐应根据培养结果调整为相应窄谱抗生素进行治疗。抗感染治疗疗程至少为2周，重症或特殊感染需要3周甚至更长时间。使用氨基糖苷类抗生素时应警惕耳毒性和肾毒性。

E. 特殊类型腹膜炎：临床上还有一些特殊的腹膜炎，如难治性腹膜炎，以及再发性、复发性、重现性腹膜炎，其诊断和治疗与一般腹膜炎不同。医师通常会根据患者的具体情况给予个体化建议。需要强调的是，当抗感染治疗效果不佳时，为了避免病情恶化，进一步损害腹膜功能，应及时拔管。感染控制后，部分患者仍能恢复腹膜透析。

（2）腹膜透析导管相关性感染：腹膜透析导管相关性感染包括导管出口处和隧道感染。导管出口处感染通常会在导管出口处出现脓性分泌物，伴或不伴导管出口处皮肤红、肿、热、痛等。隧道感染通常会沿皮下导管隧道走行方向出现红肿、硬结或触痛/压痛，或超声检查证实的沿皮下导管隧道积液。导管相关感染是腹膜透析相关性腹膜炎的高危因素，也是导致腹膜透析患者拔管的常见原因。

导管相关感染比较容易识别，一旦确诊，在获得培养结果之前，应给予经验性抗生素治疗。由于金黄色葡萄球菌是腹膜透析导管相关性感染的常见致病菌，治疗方案应覆盖金黄色葡萄球菌。待培养结果回报后再根据结果选用敏感抗生素。抗感染治疗应持续至导管出口处完全恢复正常。如果感染严重，需静脉应用抗生素。经局部处理和全身用药规范治疗2～3周，导管出口处感染仍难以控制者，应考虑拔除导管。

引起导管出口处和隧道感染的原因非常多，包括患者和照护者无菌观念不强、换液操作过程不规范、出口处周围未保持干燥、导管经常受到牵拉、出口处出血等。预防导管相关感染的有效措施仍是反复强化患者和照护者的无菌观念、严格规范换液操作。要保持导管出口处干燥清洁，养成每日检查导管出口处和隧道的良好习惯，有红、肿、热、痛等异常要及时与医护人员联系。平时操作要尽量谨慎，避免牵拉导管，以避免导管出口处创伤。一旦有结痂，不要暴力去除，应用生理盐水软化后使其自发掉落。

出现以下情况的腹膜透析患者，建议停止腹膜透析，拔除透析管，改临时或长期血液透析治疗：①难治性腹膜炎；②合并难治性隧道感染或严重导管出口处感染；③结核杆菌或真菌感染；④病情重，合并脓毒血症、感染性休克或肠梗阻、消化道穿孔、胰腺炎等急腹症；⑤频繁复发的腹膜炎。

很多腹膜透析患者很难接受拔管的建议，总是希望尽量保留腹膜透析管。但须注意的是，腹膜透析相关性腹膜炎的治疗目的是挽救生命，保护腹膜，并非是保留腹膜透析管。当抗感染治疗效果不佳时，为避免真菌性腹膜炎的发生，降低腹膜透析患者的死亡风险，应尽早拔管。相当一部分患者在腹膜炎治愈后还可重新置管，恢复腹膜透析治疗。

（3）腹膜透析相关性感染性并发症的预防

1）警钟长鸣，防患于未然：住院期间，医护人员会对腹膜透析患者及其家属进行居家腹膜透析的标准流程培训，培训内容包括无菌换液操作、换液时导管污染、腹膜炎的预防、导管出口处的护理和感染的识别等。患者及其家属接受严格的培训后必须考核合格才能单独进行腹膜透析换液操作。由于患者和照护者缺乏相关的医疗背景知识，特别是老年人或文化程度不高的患者，出院后往往会遗忘部分培训内容。有些患者透析进行一段时间后，难免会产生懈怠情绪，这些都容易导致感染发生。因此，要反复对患者进行培训。

2）养成良好的个人卫生习惯：经常淋浴，勤换衣物，每次淋浴后要做出口处护理。家里最好不要圈养宠物。

3）严格物品管理和消毒：换液环境要求清洁整齐，空气清新，房间每天用消毒液喷洒或用紫外线灯照射消毒，有条件者可设腹膜透析间，换液时要关闭门窗、电风扇和空调。

4）严格无菌操作：认真按要求洗手，戴口罩、帽子，换液操作要规范，重视导管出口的护理，出口处切口完全愈合后不需要敷料包裹。每天检查出口处和隧道周围皮肤是否干燥、避免牵拉。如果腹膜透析管出口处和隧道周围皮肤出现红、肿、热、痛和渗出等异常情况，要及时与腹膜透析中心的医护人员联系。

绝大多数腹膜透析相关性腹膜炎的发生都与操作不规范、缺乏无菌观念有关；随着透析时间的延长，部分患者对腹膜透析也不如刚开始那样重视，无菌观念逐渐淡薄，操作也不再谨慎小心，这也是腹膜炎发生的常见原因之一。因此，反复强化无菌观念和规范换液操作是预防感染的关键。对于高危人群，如老年人、文化程度较低的患者、糖尿病患者，应进行具有针对性的培训和管理，最大程度地降低腹膜炎的发生风险，提高患者的生活质量。

第十一章

肾 移 植

器官移植技术是现代医学最尖端的技术之一，被誉为"医学皇冠上的明珠"。肾移植作为当今公认的治疗终末期肾病的理想方法越来越受到医院、家庭和社会的关注。本章将追本溯源，带你走进肾移植的世界，让你正确了解并认识肾移植。

一、肾移植概述

肾移植（俗称"换肾"）是将健康的肾脏移植给有肾脏病变并丧失肾功能的患者。人体有左右2个肾脏，通常1个肾脏就可以满足人体正常的代谢需求，当慢性肾功能不全发展至终末期肾病时，肾移植是理想的治疗方法。因其供肾来源不同，肾移植可分为自体肾移植、同种异体肾移植和异种肾移植。通常所说的肾移植是指同种异体肾移植。肾移植是把一个健康的肾脏植入患者下腹的髂窝内，因为髂窝的血管较浅，手术时容易与新肾脏血管吻合。

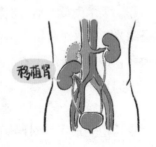

1. 肾移植的发展历程是怎样的？

（1）国外发展史：在临床器官移植领域中，肾移植始终位于首位。肾移植的特点是起步早、发展快和疗效好。人们曾经对它有着长时间的大胆幻想和探索，其起源十分久远。

早在公元前，中国和欧洲地区就有人开始幻想将器官移植用于治疗疾病。《列子》一书中记载了公元前300年左右名医扁鹊为赵、鲁两人互换心脏的故事。

20世纪初，欧美学者开始对临床肾移植进行了一系列尝试。

1902年，奥地利维也纳医学院的医师首次完成了动物的肾移植手术（犬肾移植和犬-羊肾移植），但动物的存活时间都很短。1905年，法国一位医师开展了血管吻合的各种器官移植试验研究，这位医师相信肾移植是可行的，只是当时医学的局限性阻碍了肾移植的成功。1912年，这位医师获得了诺贝尔奖。1906年，法国医师尝试了人肾移植，首次为2例慢性肾衰竭患者移植了来自不治之症患者的健康肾脏，但该肾仅维持了短暂功能。1933年，乌克兰医师首次实施人类尸体肾移植手术，可惜当时供者和受者的血型配错了，肾脏没有开始工作，手术失败，但这次初步探索为肾移植替代治疗带来了一线曙光。在这个阶段，由于医师不知道肾移植术后排斥反应的存在，移植肾脏的患者都未能长期存活。但手术的失败并没有让人们止步。

1954年，美国哈佛大学的Merril医师和Murray医师首次成功地完成了一对同卵双胞胎之间的肾移植，患者没有应用任何免疫抑制药物，术后存活了8年。这是器官移植历史性的突破，两人也因对人类器官移植的贡献获得了诺贝尔医学奖。1959年，美国Murray医师和法国Hamburger医师各自首次为异卵双生同胞实行了肾移植，这一次，患者接受了全身照射作为免疫抑制措施，移植肾获得了长期有功能的存活。1962年，Murray医师首次成功地进行了尸体肾移植，同时改用硫唑嘌呤作为免疫抑制剂，移植肾的存活时间有了突破性进展。

以上3次不同类型的肾移植相继获得成功，标志着现代器官移植时期的开始，并进入了全新的实际操作阶段，使人类对器官移植的认识有了新的飞跃，人类向往已久的器官移植终于得以实现。

从20世纪60年代始，世界各国医师陆续开展各种不同的器官移植，包括肝脏、肺、脾、胰腺、心脏、小肠等。这些手术的成功有赖于捐献者和受者的组织配型技术，以及尸体肾保存技术的进步。同时，肾脏透析技术也得到较大的发展，这意味着患者在进行肾移植手术时有了较好的身体条件，也意味着如果移植后出现异常，患者也能重新回到透析治疗阶段。

在20世纪60年代，硫唑嘌呤和激素开始被常规应用于预防移植后的排斥反应。20世纪90年代，新一代微乳化的环孢素问世，在控制急性排斥反应方面更加有效。

近百年间，科学家进行多次探索和尝试，经历无数挫折和失败之后，终于使器官移植，尤其是肾移植成为人类解决病痛、延长生命的一次"馈赠"。

（2）国内发展史：中国器官移植始于20世纪60年代，虽然起步较晚，但发展速度快。

1950年，中国学者开始尝试器官移植试验。首先在武汉和北京进行了各种动物的肝脏、肾脏、肺等同种移植手术术式的探索，但未做公开报道。1960年，著名泌尿外科专家吴阶平教授进行了我国首例尸体供肾肾移植，但由于在术后没有采取有效的免疫抑制措施，移植肾未能长期存活。1972年，中山医学院梅骅教授完成了我国第一例亲属间肾移植手术，患者存活超过1年，这在我国医学界引起了较大反响，本次移植的成功也拉开了中国肾移植的帷幕。

20世纪70年代末到20世纪80年代初，肾移植作为治疗慢性肾衰竭-尿毒症期的有效方法，在中国大城市开始推广。

1985—1993年，中国肾移植技术稳步发展。在这个阶段，由于开始系统引进国外经验，包括提高手术技术、全面应用环孢素等措施，中国的肾移植数量逐年增加，此阶段的1年肾存活率达80%。

从1994年开始，我国肾移植进入飞速上升阶段。每年肾移植例数由2000例上升到4000多例。2002年，全国有超过28个省（市）开展了肾移植手术，完成肾移植总例数超过4500例，但当时的肾源远不能满足尿毒症患者的需求。

历经了半个多世纪的发展，目前，肾移植已成为我国各类器官移植中数量最多、成功率最高的大器官移植，成为临床中的常规手术。据报道，2016年底登记的年度肾移植数累计已达12万余例次，而且每年均有突破5000例次的增长，在数量和质量上均居位于世界前列，仅次于美国，居世界第二、亚洲之首。受者最长存活时间超过39年。

2. 肾移植的优势与劣势有哪些？

（1）肾移植的优势：成功的肾移植可使患者免除透析的必要，而且比腹膜透析或血液透析更有效地治疗肾衰竭。一个成功移植的肾能够提供比透析多10倍的功能。与透析患者相比，移植受者所受的限制更少，生活质量更高，大多数患者比透析时感觉更好，更有体力。

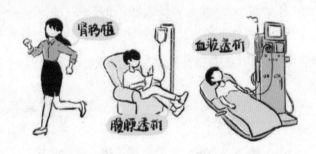

（2）肾移植的劣势：找到合适供肾的过程十分复杂。确定移植的肾与受者在血型和组织型上是否良好匹配，需要进行各种各样的检查。即使是良好匹配的患者也并非总是合适的受者。供者和受者均需要没有活动性感染和其他医学问题，以免使患者的康复复杂化。

移植受者必须使用免疫抑制药物预防术后的排斥反应。这些药物具有不良反应，会增加发生感染和肿瘤风险。移植受者需要终身服药，或至少在移植肾还继续工作时期服药。

一个移植肾可能不会永远保持功能，比较年轻的患者在一生中可能需要2次或数次肾移植，如果移植失败，患者可以恢复透析治疗，等待另一次肾移植。

3. 肾移植适应证和禁忌证有哪些？

（1）适应证：一般而言，如果患者符合以下条件，可以考虑进行肾移植。

1）年龄为4～70岁。随着移植外科技术的进步和器官捐献工作的广泛开展，肾移植受者的年龄范围也不断扩大，目前已有受者年龄最小为6个月和最大80岁的报道。

2）慢性肾炎终末期或其他肾脏病导致的不可逆的肾衰竭。

3）体内无潜在感染灶，一般情况好，能耐受肾移植手术者。

4）无活动性消化道溃疡、肿瘤、活动性肝炎和结核，无精神病史。

符合以上条件者，可以到器官移植中心就诊，做进一步的全面评估，等待肾移植。

（2）禁忌证：凡是出现以下情况者不适合进行肾移植，或在移植前要做特殊准备。

1）未经治疗的恶性肿瘤。

2）伴发其他重要脏器终末期疾病，如心脏、肺、肝衰竭等（器官联合移植除外）。

3）肝炎病毒复制期。

4）精神病和精神状态不稳定者。

5）活动性消化道溃疡，溃疡治愈后3～6个月方可考虑肾移植。

6）活动性慢性感染，如活动性肺结核、泌尿系统感染和透析管路感染等。

7）一般情况差，不能耐受肾移植手术者。

总之，当患者进展至终末期肾病后，一定要到具有相应资质的医院就诊，完善各方面检查，进行全面评估，如果符合条件，则进入移植等待者名单。早日接受移植手术是每位移植等待者的希望，但为了能够保证手术安全，通常要求移植等待者的心胸比例低于0.55、血压稳定、心肺功能正常、患者能够下床自如地活动、生活自理。在透析期间，患者必须按照医师的要求严格控制饮水量，合理调整饮食，保持良好的心态。随着供者器官短缺问题越来越突出，更多移植等待者只能接受亲属捐献的肾脏，正常人捐献出一个肾脏后，一般不会对自身健康产生不良影响。在美国，近30%的肾脏是来自亲属或朋友的捐赠。在全世界范围内，亲属供肾移植的比例正在不断上升，因此，也有一些患者在出现终末期肾病的早期，不经过透析，直接接受肾移植。

二、选择合适的供体、受体

1. 怎么才能得到一个合适的供肾？

首先要对供肾的功能进行评估，包括临床评估、血生化检测、病毒感染性疾病的检测（甲型、乙型、丙型、丁型、戊型肝炎病毒，EB病毒，巨细胞病毒，人类免疫缺陷病毒，人类嗜T细胞病毒等）、病原微生物感染检查（细菌、真菌、梅毒螺旋体、寄生虫等）、供肾彩超、供肾外观和质地评估、机械灌注指标和病理评估等。其中，临床评估包括原发病、既往病史、肾功能、尿量、尿蛋白、心肺复苏史、低血压和低氧血症情况等，以临床综合评估为主，机械灌注指标和病理评估仅作为重要参考指标。只有这样，才能选出功能良好的供肾。

2. 如何确定选出的供肾是否适合自己？

这需要对供体和受体的血型与人类白细胞抗原分型进行检测，匹配良好的供体、受体进行肾移植后长期存活的比例更高。

3. 其他需要评估的内容有哪些？

对受体的身体状况也要做进一步评估，包括受体的一般情况、心肺功能、有无传染性疾病、有无感染、有无肿瘤等，只有各项指标均满足手术条件的受体才能接受肾移植。

4. 等待肾移植期间的准备工作有哪些？

为了避免因受体的自身状况影响而错过合适的供肾，在等待肾移植期间需时刻做好准备。

（1）透析治疗：应充分透析治疗，改善人体内环境，排除心脏、肺、肝脏等重要器官合并症，以保证患者能耐受肾移植手术。

（2）纠正贫血状况：终末期肾脏病患者发生贫血时，应尽可能避免输血，可通过使用促红细胞生成素、补允铁剂、叶酸和维生素B_{12}等纠正。如贫血严重，血红蛋白水平在60 g/L以下，可考虑输红细胞悬液。

（3）改善全身状况，控制高血压，改善心功能：对于有高血压、可控制性心脏病的患者，应控制好血压，改善心功能。患者肾移植前应稳定心态，改善全身状况，无活动性消化道溃疡，糖尿病患者要控制好血糖，以稳定和良好的状态进行手术。

（4）治疗和处理其他影响肾移植的并发症：解除尿路梗阻，如后尿道瓣膜切除、尿道狭窄内切开、神经源性膀胱在移植前或同期进行尿流改道、膀胱造瘘等。

（5）自体肾脏手术切除适应证：①多囊肾体积巨大或伴有明显的腹痛、反复感染、出血或严重的高血压患者；②难以控制的慢性肾实质感染；③肾性高血压，经透析和降压治疗等难以控制者；④肾结构异常，合并感染的梗阻性肾病，如膀胱输尿管反流、多发性或铸形结石合并感染等；⑤怀疑有恶性病变；⑥其他，如大量血尿、严重的蛋白尿等。

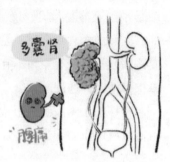

（6）控制感染：术前进行皮肤、口腔、耳鼻咽喉、肺部、肝胆胃肠和泌尿生殖道等处检查，有感染灶必须控制或清除。

（7）改变生活方式：鼓励戒烟、戒酒，过度肥胖者应减肥，并发焦虑、抑郁者和心理不稳定者应进行心理咨询和必要的治疗。

三、肾移植的手术方式

1. 肾移植手术怎么做？

很多人都误以为肾移植和其他器官移植，如肝移植、心脏移植、肺移植类似，都是选择原来的位置进行手术。肾脏也可采取原位移植的方法，但因术后移植的肾脏不容易观察，如果出现手术并发症，再次手术更为困难，故一般采用将供肾移植于右髂窝的方法。这种方法手术操作简单而直接，术后便于观察，肾脏的触诊、体积变化检查和活组织检查均较容易。一旦出现并发症，再手术亦无太大困难。移植于左髂窝的技术操作与右髂窝相同，但前者更困难些，原因如下：①乙状结肠及其结肠系膜不容易拉开；②血管，特别是髂总静脉处于骨盆深部，因而做血管吻合时，尤其静脉吻合较为困难。因此，只在右侧髂血管病变等原因不宜做移植，或右髂窝移植失效后的第二次移植时，才用左髂窝。

肾移植手术大致可分成3个步骤，即受体血管的准备、移植肾血液供应的重建和恢复尿路的连续性。

2. 受体血管如何准备？

肾移植位于髂窝，故移植肾血管与髂血管进行吻合。髂血管分为髂内动静脉和髂外动静脉。一般情况下，选择受者髂内动脉或髂外动脉作为肾动脉的吻合血管均可。选择髂内动脉的端端吻合在肾脏摆放后动脉不易迂曲打折，对于肾静脉较短且未采取延长措施的右侧供肾更有优

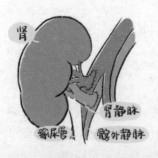

势；选择髂外动脉的端侧吻合则适应证更广，尤其是对于肾动脉存在双支或多支血管的情况；肾静脉则与髂外静脉吻合。根据供肾和受者的血管情况确定吻合方式后，游离暴露对应的受体髂血管。

3. 移植肾血液供应如何重建?

以无损伤血管缝线分别将移植肾血管与对应的髂血管进行吻合。应注意的是,在摆放供肾位置时,要特别检查肾动静脉的情况,防止动脉成角扭曲和静脉牵拉过度。供肾摆放时一般肾门朝内侧,特殊情况下也可朝外侧,主要根据血管情况而定,尤其是肾静脉位置要适当。开放血流时可遵循先静脉、后动脉的顺序,先开放肾静脉,以免肾内张力过高;再开放肾动脉,恢复肾脏的血液灌流,肾脏可立即变为粉红色,且触之有搏动感。

4. 尿路的连续性如何恢复?

(1)输尿管-膀胱吻合术:逐层切开膀胱,在膀胱黏膜上切开一个小口,将输尿管与膀胱黏膜进行吻合,再利用切开的膀胱浆肌层作隧道包埋输尿管,能有效防止尿液反流,但缝合时应防止过紧或过松。输尿管内一般留置支架管(双J形支架管),便于减轻输尿管膀胱吻合口的张力,预防尿漏和输尿管梗阻等并发症的发生。

(2)输尿管-输尿管吻合术:如果移植肾输尿管过短或远端缺血坏死,无条件行上述输尿管-膀胱吻合术,则可采用移植肾输尿管与受者一侧输尿管作端端缝合,内置双J形支架管。

输尿管吻合术

四、肾移植术后并发症

1. 肾移植术后的外科并发症怎么处理？

肾移植术后外科并发症是指肾移植术后肾血管、输尿管、淋巴管受损可能并发的外科病症，其发生率为5%～10%。但某些并发症一旦发生，则后果严重，需要及时诊断和处理。

（1）肾移植术后出血：肾移植术后出血的临床表现为移植肾区局部肿胀、疼痛，甚至局部隆起，触痛明显。肾周引流短时间内突然增多且颜色新鲜，严重者脸色苍白、脉搏细速、血压下降，甚至出现休克。彩色多普勒超声发现肾周血肿或积血，并可见血肿区域内有血流信号，可以帮助确诊。

治疗：保持引流通畅，预防感染。血肿大或积血多，引流不畅或有持续出血倾向者，应积极手术探查。

（2）移植肾静脉或动脉破裂：移植肾静脉或动脉破裂一般发生在术后1～3周，患者在突然增加腹压或有肾周感染的情况下突发移植肾区剧烈疼痛，并向腰背部或直肠、肛门方向放射，移植肾区局部隆起、触痛明显、隆起进行性增大，局部穿刺可见新鲜血液，患者自觉出冷汗、烦躁不安、脉搏细速、血压下降，B超检查可见移植肾周大量积液，有时可发现正在出血的动脉或静脉。

治疗：一旦明确诊断，立即急诊手术探查，行血管修补，偶有挽救移植肾的可能。对严重出血往往需切除移植肾，以保全患者生命。对于感染所致的血管破裂，一般需将移植肾切除。

（3）移植肾动脉血栓形成：移植肾动脉血栓形成比较少见，发生率为1%～2%，临床表现较为急迫或严重。通常表现为突然无尿或少尿，尤其是恢复利尿后突然出现无尿，移植肾区疼痛，移植肾缩小，质地变软，有压痛；B超显示肾动脉血流减弱或消失；肾动脉造影显示肾动脉阻塞。临床上一旦怀疑肾动脉主干血栓，应尽快手术探查，行动脉取栓挽救移植肾。肾动脉栓塞晚期，移植肾多已呈紫褐色，肾功能无恢复可能，移植肾应予以切除。

（4）移植肾静脉血栓形成：移植肾静脉血栓形成的临床表现较为急迫，表现为突发移植肾区疼痛，无尿或血尿，移植肾肿大、压痛，可伴有同侧下肢肿胀；B超显示血管阻力指数增高，肾静脉内血栓形成，选择行肾静脉造影，可发现静脉栓塞部位和程度。早期诊断并及时进行手术探查或进行抗凝治疗，个别移植肾可存活，但大多数移植肾由于长时间淤血而需手术切除。

（5）移植肾动脉狭窄：移植肾动脉狭窄是肾移植术后常见的血管并发症，临床一般表现为术后高血压、肾功能逐渐减退。移植肾区可听到收缩期血管杂音，B超提示吻合口血流速度加快，计算机体层成像血管造影或移植肾动脉造影可明确诊断。可通过放射介入球囊扩张或支架置入试行治疗。

（6）移植肾破裂：移植肾自发破裂是肾移植术后早期的严重并发症之一，以术后1周内多见。临床主要表现为突发的移植肾区局部疼痛、肿胀和隆起，局部压痛明显，伴有少尿、血尿和血压下降，严重者出现休克。局部穿刺抽出新鲜血液，B超检查可发现移植肾周围有大量积液。一旦确诊，应立即手术控制破裂口出血或切除移植肾。

（7）肾移植术后尿瘘：肾移植术后尿瘘是肾移植术后发生的严重并发症之一，多见于输尿管膀胱吻合处，也可见于肾盂输尿管交界处。临床主要表现为发热、少尿或突然无尿、局部疼痛、皮肤水肿和压痛，有时切口有尿液溢出，引流管可引出大量尿液或局部出现逐步增大的肿块。

应依据尿瘘发生原因和部位、是否有尿液引流到体外、是否有尿性囊肿或腹膜内尿瘘来决定治疗方案。术后早期的尿瘘多来自输尿管膀胱吻合口处，可重新留置尿管，加强引流，多数尿瘘可以自愈。如无好转趋势则需手术探查，根据探查情况决定手术方式。如果仅为输尿管和膀胱吻合处漏尿或输尿管远端坏死，重新吻合即可；如果输尿管坏死段较长，可与膀胱瓣相吻合，也可获得较满意疗效；如果移植输尿管已全程坏死，可考虑应用自体输尿管与移植肾输尿管或肾盂吻合，可仅行近端输尿管结扎而不必切除自体肾。不论何种术式，此手术一般需留置输尿管支架管，必要时还要留置肾造瘘管。

（8）尿路梗阻：尿道梗阻为进行性少尿或突然无尿，伴移植肾区胀痛，可有发热。如前面提到的尿瘘、尿性囊肿和淋巴囊肿的压迫、输尿管内血凝块堵塞等均可造成输尿管梗阻。尿路梗阻可发生在术后任何时间，早期梗阻可依据血肌酐进行性升高和影像学证据来诊断，肾盏和肾盂系统扩张可经B超和CT证实，同位素图、肾图可了解移植肾功能，MRI水成像检查有助于确定梗阻部位，必须注意与排斥反应进行鉴别诊断。治疗依据梗阻程度选择保守观察或手术治疗。

（9）肾移植术后尿路感染：肾移植术后尿路感染主要表现

为尿频、尿急、尿痛，尿常规提示白细胞升高。根据尿培养药敏结果应用敏感抗生素，予以抗感染治疗，并完善泌尿系统B超等影像学检查，以明确病因。肾移植术后早期的D-J管亦会增加尿路感染可能，必要时可拔除D-J管。在对症治疗尿路感染时一定要去除病因。

（10）膀胱输尿管反流：膀胱输尿管反流的表现与尿路感染相同，膀胱排尿性造影可确诊。移植肾功能受影响和反复尿路感染者，必要时行手术治疗。

（11）泌尿系统出血：泌尿系统出血主要表现为术后肉眼血尿，出血较重者可引起血压改变。临床处理：轻度肉眼血尿者，保持尿管通畅多可自愈；出血较重者，可用三腔尿管持续膀胱冲洗，避免膀胱内形成血凝块，必要时须手术清除血凝块或手术止血。

（12）移植肾泌尿系统结石：移植肾泌尿系统结石主要表现为泌尿系统梗阻症状，个别患者感移植肾区疼痛。移植肾结石可能既往存在于供肾内，也可在肾移植术后发生，输尿管结石均来源于移植肾。有资料显示，肾移植患者的肾结石发病率为0.2%～1.7%。移植肾发生结石时，受者常伴有甲状旁腺功能亢进症和高钙血症，其他易发因素包括梗阻性尿路病变、反复发生的尿路感染、尿钙过高、尿草酸盐过高、碱性尿、酸性尿、有内支架和不可吸收缝线等。随着腔内泌尿外科的发展，目前已经很少需要开放手术治疗移植肾结石；体外震波碎石虽可行，但不宜反复进行，因为高能量震波对移植肾的影响目前尚不清楚；内腔镜取石是一种可取的方法，由于移植肾位置靠近浅表，经皮途径较为容易；此外，也可考虑输尿管镜处理输尿管和肾结石。

（13）手术切口和肾周感染：浅部感染表现为红肿、疼痛、压痛、皮下积血或脓肿形成时有波动感。肾周深部感染表现为切口处皮肤水肿、压痛，伴有发热、局部引流增多，为浑浊或脓性液体，病情发展可引起严重的脓毒血症。B超或CT可帮助检查深部脓肿。一旦明确诊断，应根据药敏试验选择敏感抗生素进行治疗，并手术或穿刺行肾周脓肿充分引流。

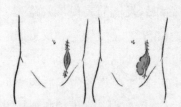

（14）移植术后淋巴漏：移植术后淋巴漏主要表现为术后引流管内引出大量淡黄色液体，或移植肾区出现进行性逐渐增大的囊性包块。B超检查可见圆形孤立的液性暗区，可压迫邻近器官引起相应症状。一般情况下，小淋巴囊肿的淋巴漏出量不会很多，只要引流通畅，不至于发生感染。随着创面的愈合和引流加强，淋巴漏会自发消失。大的经久不愈的囊肿可考虑囊肿穿刺注入硬化剂或手术探查、切开引流，也可从腹膜上开窗进行引流。

2. 移植肾功能延迟恢复怎么处理？

所有肾移植患者都应加强术后管理，及时发现移植肾功能障碍，大多数肾移植患者术后即有尿意，肌酐通常在1周内逐步降低至正常范围，但小部分患者可能术后长时间无尿，或有尿后肌酐下降非常缓慢，此过程需要透析帮助，这部分患者则发生了移植物功能延迟恢复（delayed graft function，DGF），这是肾移植术后常见的早期并发症，是移植肾早期急性肾损伤的表现之一，可引起移植术后少尿，增加移植物免疫原性反应和急性排斥反应的发生风险，是肾移植过程特有的并发症，是影响移植肾长期存活的独立危险因素。

（1）发生DGF的危险因素：从供肾的切取到肾移植术和术后的治疗过程中，每个环节都可能导致DGF的发生。总体上分为捐赠者因素、器官切取与保存因素、受赠者因素。

1）捐赠者因素：捐赠者年龄>55岁、高血压、糖尿病均为DGF的危险因素。捐赠者要做相容性和免疫风险评估。

2）器官切取与保存因素：冷缺血时间、热缺血时间延长，特别是冷缺血时间延长，是尸体肾移植中DGF增加的主要原因之一。

3）受赠者因素

A. 肾前因素：术中、术后早期低血压是DGF的常见肾前因素，术中白蛋白的使用能使受赠者血容量迅速增加，改善肾脏灌注，从而减少DGF发生可能。

B. 肾性因素：术前致敏（PRA阳性）与多次移植、输血、妊娠有关，它使超急性排斥反应和加速性排斥反应的概率增加，从而增加DGF的发生率。

C. 肾后性因素：尿漏、输尿管梗死为肾后性引起DGF发生的危险因素。

（2）DGF的临床表现：术后少尿或无尿，或早期开始尿量增多，随后尿量骤减，经透析替代治疗后尿量逐渐恢复正常，可伴有低血压或高血压、水肿、胸闷等症状。

（3）DGF的检查

1）实验室检查：肌酐下降缓慢或不降反升，术后连续

3天，每天肌酐下降幅度少于前1天的10%，或术后1周肌酐未降至400 μmol/L。

2）影像学检查：超声检查显示移植肾动静脉血流通畅，皮质血流阻力指数升高，CT和MRI检查对移植肾和肾周情况的判断有一定帮助。

3）病理学检查：移植肾穿刺活检是DGF诊断和鉴别诊断的"金标准"。同时，病理还可提供排斥反应等鉴别诊断。

（4）DGF的预防：通常情况下，DGF的预防比治疗更为重要，预防的重点应针对可能存在的DGF危险因素，从而降低DGF的发生风险。

1）供肾功能维护：对捐献器官的功能进行及时准确的评估和维护是器官安全利用、保证捐献器官功能和获得良好移植效果的关键因素之一。

2）供肾保存与修复：减少热缺血时间和冷缺血时间，使用机械灌注可降低移植术后DGF的发生率。

3）受者处理：①术前应充分改善受者的身体状况；②肾移植前的透析应注意适当少脱水，以避免移植手术时低血容量状态导致移植肾再灌注不足；③血压保持在高出正常血压10～20 mmHg的水平，不可一味要求血压降至完全正常。停用或减用血管紧张素转化酶抑制剂（ACEI）、血管紧张素Ⅱ受体阻滞剂（ARB），避免使用非甾体抗炎药（NSAIDs）。

（5）DGF的治疗：DGF发生后应排除外科并发症和急性排斥反应等需要及时处理的危险因素，其临床治疗主要包括以下几方面。

1）透析治疗：伴少尿或无尿的DGF受者术后需进行透析

治疗，以维持水、电解质和酸碱平衡，清除体内炎性介质，减轻移植肾代谢负担。

2）调整免疫抑制剂：调整免疫抑制剂是DGF治疗的关键。在早期移植物恢复期间，维持使用钙调神经蛋白抑制剂（calcineurin inhibitor，CNI）如他克莫司，应及时监测CNI的血药浓度，防止因其剂量过大导致的药物性肾小管坏死，不会导致DGF或影响DGF的恢复。

3）其他治疗：DGF期间应监测移植肾彩色多普勒超声结果，监测群体反应性抗体（panel reactive antibody，PRA）和供者特异性抗体（donor specific antibody，DSA），如有异常，应及时采取相应的干预措施。可应用血管扩张药物以改善移植肾微循环。

（6）DGF的预后：在发生DGF的肾移植受者中，50%的受者在术后10天肾功能逐渐恢复，33%的受者在术后10～20天肾功能恢复，10%～15%的受者在术后20天后肾功能开始恢复，而原发性移植肾无功能的发生率为2%～15%。

3. 发生排斥反应怎么处理？

近年来，随着医疗水平的不断提高、移植医师临床经验的不断积累、手术技巧的不断提高，以及器官保存技术的改善和各种新型免疫抑制剂的应用，肾移植术后的临床疗效得到了显著提高，急性排斥反应的发生率也明显降低。尽管如此，排斥反应仍是影响移植肾长期存活的独立危险因素，需高度重视。

（1）排斥反应的定义：排斥反应是指当尿毒症患者接受了不同遗传背景（同种异体）的肾移植，由于供者、受者移植抗原不同，在不使用免疫抑制剂的情况下，移植肾可能会受到以体内淋巴细胞为主的免疫活性细胞和抗体的"攻击"。

简而言之，当肾移植受者接受肾移植后，受者的免疫系统会把这个"外来"肾脏识别成一种"异己"成分，从而对其发起攻击、破坏和清除的反应。

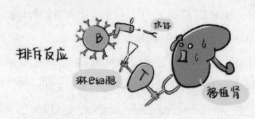

（2）排斥反应的分类：临床通常根据排斥反应发生的时间将其分为超急性排斥反应、加速性排斥反应、急性排斥反应和慢性排斥反应4种类型。根据其发病机制，排斥反应又可分为细胞介导的（细胞性）排斥反应和抗体介导的（体液性）排斥反应。

1）超急性排斥反应：发生时间最早。此类排斥反应一般发生在移植术后数分钟至数小时，是后果最严重的一类排斥反应。由于目前组织配型技术的提高和免疫抑制剂的应用，此类排斥反应已非常罕见。目前对其尚无有效治疗方法，一旦确诊应尽早切除移植肾。

2）加速性排斥反应：通常发生在移植术后1～7天，是介于超急性排斥反应和急性排斥反应之间的一种排斥反应，其反应剧烈，进展快，移植肾功能常迅速丧失。此类排斥反应总体治疗困难，效果较差。目前临床常用抗胸腺细胞球蛋白（antithymocyte globulin, ATG）、抗淋巴细胞球蛋白（antilymphocyte globulin, ALG）治疗。

3）急性排斥反应：是肾移植术最常见的排斥反应，可发生在移植后的任何阶段，通常发生在移植后的前6个月，大多在移植后1～3个月。患者可有低热、移植肾疼痛等表现，常需要行移植肾穿刺活检确认。发生急性排斥反应的常见原因是各种原因导致的免疫抑制剂剂量不足，如免疫抑制剂突然减量或停用、频繁呕吐或腹泻、短期内体重明显增加、无特殊原因出现尿量减少、体重增加、血压升高等，化验结果提示血肌酐和尿素氮升高，这种情况应高度怀疑急性排斥反应的发生。此时应及时就医，如处理不及时可导致移植肾严重损害甚至移植物失功。当发生急性排斥反应时，临床上常采用激素冲击疗法或ATG治疗。

4）慢性排斥反应：一般发生在移植术后6个月以后，也可以认为是晚期急性同种异体移植肾功能障碍，常与急性肾小管坏死、急性肾损伤和CNI剂量不足有关，是影响移植肾长期存活的主要因素。主要临床表现为蛋白尿、高血压和移植肾功能进行性减退等。慢性排斥反应主要通过移植肾穿刺活检明确诊断。目前尚无特别有效的治疗方法，治疗目标是尽可能防止肾功能进行性恶化。

（3）排斥反应的预防

1）定期按照医师的要求进行门诊随访，不要错过每一次实验室检查或辅助检查，了解生化指标，如血常规、尿常规、血肌酐、尿素氮、免疫抑制剂的药物浓度值是否正常，以此判断是否有排斥反应的存在。

2）避免发生排斥反应的最佳方法是按照医师的指示按时服药，服用的药物剂量要准确，尽量避免漏服药物。

3）不能自发停止、减少、更换免疫抑制剂。即使是同种药物也不可随意更换不同厂家的产品，或更换为同一厂家不同剂型的药品。

4）不能服用参类、菌类、蜂王浆等增强免疫力的药品或补品。

5）在服用中草药、维生素等任何医师处方外的药物前，应先咨询医师，因为这些药物可能影响免疫抑制药物的吸收和代谢。

6）不要饮用西柚汁、避免吃柚子，因为这类食物影响免疫抑制剂的疗效。

7）平时注意预防感染，远离感染人群，如戴口罩等。

8）观察体温、尿量、体重、血压、移植肾的局部症状和全身症状，发现异常及时处理。

总之，在肾移植术后应按医嘱服用免疫抑制剂并按时复诊，在医师指导下调整药物，切忌随意减药甚至停药，一旦发现异常应及时就诊。

4. 肾移植术后感染怎么处理？

目前，肾移植技术日臻成熟，但由于免疫抑制剂的使用，感染仍是影响肾移植术后患者生存率的主要因素。

肾移植后，由于患者的免疫功能被药物部分抑制，各种病原体（如细菌、病毒、真菌等）感染的概率大大增加，故应尽力避免感染发生。在时间轴上，感染的发生有如下规律。

（1）肾移植术后早期感染

1）时间：<1个月。

2）感染类型：①移植前潜伏的感染，如慢性细菌感染、结核等；②医院内的细菌和真菌感染，如手术切口感染、手术区感染、肺部感染等。

3）主要病原体：细菌、真菌。

（2）肾移植术后中期感染

1）时间：2～6个月。

2）感染类型：此阶段的感染最为特殊，通常是所谓的"机会性感染"。由于肾移植患者此段时间内的免疫功能较弱，一些致病能力较弱的病原体趁虚而入，或原本潜伏在体内的病原体乘势而起，引发严重感染。

3）主要病原体：病毒感染，如人巨细胞病毒、BK病毒等。

（3）肾移植术后晚期感染

1）时间：>6个月。

2）感染类型：此阶段感染的特征与普通人群基本类似，常见的感染为流行性感冒、肺炎球菌性肺炎、普通泌尿道感染等。其中10%～15%的患者可能存在慢性病毒感染，对于出现过急性排斥反应并使用大剂量免疫抑制剂治疗的患者，其出现严重机会性感染的可能性更高。

3）主要病原体：病毒、细菌等。

肾移植术后感染是造成移植肾失功或患者死亡的重要原因，如能早期发现感染的"苗头"并采取有效的预防措施，对于移植术后感染的控制至关重要。秉持预防大于治疗的原则，肾移植术后需注意以下几点。

A．三勤：①勤洗手，是预防感染的最佳途径；②勤换内衣裤，保持个人卫生；③勤晒被褥，并养成良好的生活习惯。

勤洗手　　勤换内衣裤　　勤换被褥

B. 远离病原：①在流感、流脑等传染病流行季节，应避免或减少去公共场所，外出时应戴口罩防护；②避免与腮腺炎、麻疹、水痘等疾病患者接触；③不宜饲养宠物，防止动物传播的病原体感染；④居住环境经常用消毒液擦拭，房间早晚用紫外线消毒。

戴口罩防护　避免与患者接触　不宜饲养宠物　环境消毒

C. 用药方面：需定期复查他克莫司、环孢素等免疫抑制剂的血药浓度，检测自身免疫功能情况，根据血药浓度和免疫功能来调节用药量，以免出现免疫过度或免疫不足，遵医嘱按时、按量地合理用药。

D. 户外活动：应进行适当的户外活动，活动时不要赤足；做园艺工作、钓鱼等活动时要戴手套；尽量不去人多、不通风的地方；应选择人少、空气新鲜的地方，防止感染。

E. 饮食方面：①少吃海鲜，避免寄生虫感染；②餐具单独使用；③注意食品的卫生和保质期，避免食用不卫生或过期的食物；④合理安排饮食，改善自身营养状况，摄取能提高人体抗感染能力所必需的营养成分。

F. 环境方面：保持室内空气流通，如使用空调应经常清洗过滤网；注意保暖，避免受凉感冒，如体温超过38℃需及时就医，以防发生肺炎。

G. 其他：①预防外伤，如有皮肤破损及时清洗消毒，以防感染；②注意口腔护理，餐后漱口，避免食物残渣存积，如需拔牙等处理，需提前服用抗生素，并告知医师您是肾移植患者。

5. 肾移植术后远期内科并发症怎么处理？

肾移植术后长期生存和生活质量的提高是每个肾移植受者和移植医护人员的共同目标。近年来，由于新型免疫抑制疗法的改进、良好的组织配型和移植后护理的加强，肾移植排斥反应等并发症有所控制，而内科并发症有增加趋势，严重影响移植受者的长期生存。

（1）心血管系统：随着实体器官移植受者长期生存率的显著提高，肾移植术后心血管疾病已经成为移植器官衰竭和受者死亡的主要原因之一。高血压、高脂血症、糖尿病、高尿酸血症等均会增加心血管疾病的发生率和病死率。

1）高血压：高血压是肾移植受者的常见并发症，其发生比例高达55.5%～90.0%，与心脑血管事件有直接的因果关系。血压如果不能控制在合理范围内，发生心脑血管并发症的风险显著升高，并可导致移植物失功。

针对肾移植后高血压患者，建议血压目标值为＜130/80 mmHg。对于年轻、肾功能良好、并发症轻的患者可采取较严格的控制血压措施，如＜125/75 mmHg，以此延缓并发症的进展，但不应低于110/70 mmHg；而对于老年、肾功能差、合并脑血管疾病、并发症多的患者，过于严格的血压控制反而增加心血管事件，故可采取相对宽松的控制目标，如＜140/90 mmHg，以平衡利弊。

肾移植术后发生高血压的危险因素包括：①受者因素，如遗传因素、肥胖和代谢综合征、高尿酸血症、慢性肾脏病；②供者因素，如供者的年龄和家族史、供者肾体积过小、供者合并高血压、供者的遗传因素；③移植相关的特殊因素，如移植肾损伤、移植肾动脉狭窄、免疫抑制剂等。

肾移植术后高血压的预防和治疗有：①改变生活方式，如减少钠盐摄入、控制体重、戒烟、不过量饮酒、适量体育运动、减轻精神压力、保持心理平衡等。②手术治疗，如移植肾动脉狭窄、原发肾疾病等，需通过介入手术放置动脉内支架或原肾切除手术等。③调整免疫抑制剂。他克莫司或环孢素、激素是肾移植术后常用的免疫抑制剂，但其也是与移植后高血压发病关系密切的药物，移植术后应根据患者的整体状况权衡利弊，谨慎调整免疫抑制剂的方案。④降压药物治疗。应结合实际病情、高血压发病因素，并根据药物的有效性、耐受性、药物代谢和相互作用特点，制订个体化方案。

2）高脂血症：动脉粥样硬化性心血管疾病已经取代急性排斥反应成为移植肾失功和受者死亡的首要原因，而血脂代谢异常是动脉粥样硬化性心血管疾病的重要致病因素。数据显示，肾移植术后血脂异常几乎难以避免，其发生率高达80%。

高脂血症的预防和治疗：首先采取积极的非药物治疗，如饮食、运动指导、改变不良生活方式和嗜好、戒烟、限制饮酒量、计算体重指数并要求控制体重，坚持以治疗为目的改变生活方式。非药物治疗3～6个月仍不能见效者，根据移植受者的血脂水平和移植后血脂代谢异常危险因素，制订个性化的血脂管理方案。

3）糖尿病：移植后糖尿病是指器官移植术后发现的糖尿病，是器官移植后常见的并发症。它能增加移植物相关并发症的风险，如排斥反应、移植物功能减退或丧失、感染，最终影响受者的长期生存，还会增加受者心血管疾病的发生率和病死率。移植后糖尿病的危险因素包括移植相关和非移植相关两大类。非移植相关危险因素包括男性、年龄、种族、肥胖、基因易感性或糖尿病家族史、代谢综合征、移植前糖耐量降低或空腹血糖受损、炎症标志物升高、成年人多囊肾、间质性肾炎等；移植相关危险因素包括使用糖皮质激素、免疫抑制剂、病毒感染、移植后体重增加等。由于移植术后高血糖普遍存在，所有移植受者应开展血糖自我监测，移植后早期采用毛细血管血糖的午后血糖监测法（下午4:00），比空腹血糖更为灵敏，是良好的自我监测指标。在密切监测的基础上，使用胰岛素泵给药，给予中长效基础胰岛素＋短效胰岛素应对术后早期高血糖，稳定后逐步转变成使用胰岛素、口服降糖药、生活方式改变等综合性治疗策略，根据移植受者具体情况调整免疫抑制方案，控制合并症等。

移植后的患者建议参考以下目标：监护病房患者，随机血糖控制在7.8～10.0 mmol/L；普通病房患者，空腹血糖<7.8 mmol/L，餐后高峰血糖<10 mmol/L；出院之后，空腹血

糖控制在5.0～7.2 mmol/L，餐后高峰血糖≤10 mmol/L。

4）高尿酸血症：肾移植受者中高尿酸血症的发生率较普通人群明显升高，可达40%～60%。高尿酸血症不仅影响移植肾功能，而且增加心血管疾病的发病风险，是影响移植肾长期存活的重要危险因素。

干预治疗切点：血清尿酸男性＞420 μmol/L、女性＞360 μmol/L。

控制目标：对于高尿酸血症合并心血管危险因素和心血管疾病者，应同时进行生活指导和药物降尿酸治疗，使血清尿酸长期控制在＜360 μmol/L；对于有痛风发作的患者，则需将血清尿酸长期控制在＜300 μmol/L，以防止反复发作；但应用药物治疗不应长期控制血清尿酸＜180 μmol/L。与一般人群不同，肾移植术后高尿酸血症患者治疗时必须考虑其免疫抑制剂的使用情况、移植肾的功能状况、血糖和血脂代谢的情况等，才能获得较好的预后。应避免高嘌呤饮食，严格戒饮各种酒类，尤其是啤酒和黄酒；对于肥胖者，采用低热量、平衡膳食并增加运动量，以达到理想体重；保证充分饮水；积极控制与高尿酸血症相关的危险因素，避免使用升高血清尿酸的药物。

5）冠心病：冠心病指冠状动脉发生粥样硬化引起管腔狭窄或闭塞，导致心肌缺血、缺氧或坏死而引起的心脏病，也称缺血性心脏病。冠心病是动脉硬化导致器官病变的常见类型，严重危害人类健康。其危险因素包括高血压、糖尿病、高脂血症、肥胖、吸烟、精神过度紧张、冠心病家族史等。采用防治动脉粥样硬化的各种措施，以防止粥样斑块进一步发展，根据移植受者具体情况和不同的冠心病类型采取个性化治疗，必要时需心血管内科医师指导治疗。

（2）移植后肿瘤：移植后发生肿瘤的危险因素包括以下几项。①病毒感染，如EB病毒往往与淋巴瘤有关，而人疱疹病毒8型与卡波西肉瘤明确相关；②免疫抑制剂的使用；③吸烟；④脾切除术；⑤移植前患有恶性肿瘤。治疗方案包括遵循相关肿瘤治疗原则，且免疫抑制方案须做相应调整。

（3）中枢神经系统并发症：中枢神经系统疾病是肾移植术后较为常见的并发症，其远期累积发生率高达85%。移植术后他克莫司、环孢素和糖皮质激素的使用，以及血-脑脊液屏障的破坏和既往存在神经系统疾病是肾移植术后中枢神经系统疾病的高危因素。多克隆抗体或单克隆抗体的使用，以及抗CD20单克隆抗体、贝拉西普都曾有导致脑白质病变的报道。较为常见的并发症主要包括脑卒中、代谢性脑病、新发中枢神经系统恶性肿瘤和中枢神经系统感染等，即使仅有轻微症状，也应立即进行有关检查以尽早进行干预。

（4）消化系统并发症：肾移植术后消化系统并发症的发生率为5%～20%，主要包括消化性溃疡和上消化道出血。其危险因素包括：①尿毒症患者体内毒素对胃肠道的应激损伤；②既往存在溃疡病史；③大剂量糖皮质激素的应用等。

预防和治疗有：①移植前应对患者进行筛选；②有溃疡病史的患者溃疡稳定后再接受移植；③重视高危患者治疗方案的个体化和移植后的强化或预防性治疗；④术后避免应用大剂量糖皮质激素；⑤合理应用免疫抑制剂；⑥移植前去除和处理相关危险因素，针对溃疡患者应积极消除病因、解除症状、促进溃疡愈合、防止复发和避免并发症，消化道出血患者的治疗原则是保护移植肾功能，挽救患者生命，积极治疗消化道出血。

（5）血液系统并发症：肾移植术后血液系统并发症较为常见，主要包括贫血、移植后红细胞增多症和白细胞减少症。主要治疗原则是去除病因、对症处理，同时调整免疫抑制剂，防治并发症。

（6）肾移植术后皮肤疾病：肾移植术后皮肤疾病主要包括皮肤恶性病变（卡波西肉瘤、鲍恩病、鳞状细胞癌和黑色素瘤等）、药物性皮损（激素导致的痤疮、皮肤紫纹等；环孢素导致的多毛症、牙龈增生等）、感染性皮肤疾病（包括细菌感染、真菌感染、病毒性感染等）。

（7）肾移植术后贫血：肾移植术后贫血作为肾移植术后的常见并发症之一，对肾移植受者的长期生存和生活质量有重要影响，因此，早期发现引起移植后贫血的危险因素至关重要。

早期肾移植术后贫血（＜6个月）的主要危险因素有外科并发症（如手术出血）、病毒感染、肾功能延迟恢复、术前缺铁等。

晚期肾移植术后贫血（＞6个月）的主要危险因素有移植后药物使用（主要为免疫抑制剂）、移植肾失功、急慢性排斥反应、溶血、病毒感染、营养素缺乏等。

治疗以明确病因为主，辅以低氧诱导因子、促红细胞生成素和铁剂补充。

（8）代谢性骨病：肾移植术后患者因长期服用免疫抑制剂可引起代谢性骨病，尤其是糖皮质激素导致糖皮质激素性骨质疏松和糖皮质激素相关性股骨头坏死，其中后者较为严重。

治疗原则是在病情允许的情况下减少糖皮质激素（如泼尼

松、甲泼尼龙等）的使用剂量并缩短疗程，服药期间补充钙和维生素D以稳固骨密度。目前对于激素相关性股骨头坏死的治疗效果不佳，且尚无统一治疗方案。

五、肾移植术后注意事项

手术的成功与否不仅取决于手术干预，术后的随访管理、护理和家属的细心护理，对患者的恢复也至关重要。

1. 肾移植术后随访的时间、方式和内容如何？

（1）随访时间：随访是肾移植术后移植肾长期存活的重要保证，随访频次原则上是"先密后疏"。一般情况下，术后1个月内，每周随访1~2次；术后1~3个月，每1~2周随访1次；术后4~6个月，每2~4周随访1次；术后7~12个月，每月随访1次；术后13~24个月，每月随访1次或每季度随访2次；术后3~5年，每1~2个月随访1次；术后5年以上，至少每个季度随访1次。对于移植肾功能不稳定的受者，需酌情增加随访频率。

（2）随访方式：包括门诊（首选，便于复查）、电话、短信、网络（推荐微信随访，患者依从性佳）、家访。

（3）随访内容

1）常规检查项目：包括血、尿常规，血生化和免疫抑制剂血药浓度和移植肾超声。生化检查包括肝功能、肾功能、血糖、血脂，其中血脂除总胆固醇和甘油三酯外，还包括高密度脂蛋白胆固醇和低密度脂蛋白胆固醇。尿蛋白阳性者需检测尿微量白蛋白、24 h尿蛋白测定等。

2）特殊检查项目：包括免疫监测（淋巴细胞亚群检测、免疫球蛋白系列）、病毒检测（应包含血和尿的BK病毒、JC病毒和巨细胞病毒，咽、淋巴细胞和血的EB病毒，乙型肝炎病毒和丙型肝炎病毒等）、群体反应性抗体、供体特异性抗体、肾小管功能检测、糖代谢检测、骨代谢检测、心功能检测等，条件允许可进行移植肾程序性穿刺活检。

3）肿瘤筛查：对于肾移植受者需要定期进行肿瘤筛查，需增加影像学检查，如胸部X线片或肺部CT，腹部、泌尿系统和甲状腺超声，并进行肿瘤标志物检查，如癌胚抗原、甲胎蛋白等特殊项目检查。应根据性别不同进行相应的跟踪检查，女性需进行乳腺和妇科方面的体检，男性需进行前列腺特异性抗原检测。

2. 肾移植术后随访重点有哪些?

普通健康教育普及不足，且不适用于肾移植术后患者，肾移植患者需要专业的团队为其提供个性化健康指导方案，而患者的健康教育应包括生理病理和心理两个层次。

（1）定期复查，遵医嘱用药：患者出院前详细识别服用药物名称、药物作用、服用剂量、服用频次和注意事项，最好以书面形式进行记录，同时，患者院外需要详细记录服用药物情况，不得擅自调整服用剂量，甚至自行停药。一旦出现不良反应，应第一时间联系长期随访医院。患者需要根据出院时制订的随访方案就诊，最好固定在同一所医院，保留每次随访的检查结果，并记录有无药物调整。

（2）饮食指导：合理健康饮食，避免暴饮暴食。

1）摄取高维生素含量、低糖、优质的新鲜食材，如蔬菜、水果和粗粮，合理补充肉制品和乳制品。

2）注意体重控制，快速增长的体重会影响免疫抑制剂在体内的血药浓度。

3）定制适合不同基础疾病患者的个性化食谱。例如，狼疮患者应避免食用柠檬、西芹等光敏感食物，糖尿病患者应食用低GI指数食物；针对不同信仰患者也应制订合理营养素配比的食谱，如移植术后清真食谱、移植术后素食食谱等。

4）戒烟、戒酒，避免食用过于刺激性食物，避免发生移植术后感染、肿瘤等情况。

5）大部分中药经肾脏代谢，应咨询医师后谨慎食用，应绝对禁食人参、蜂王浆等可显著提高免疫力的补品，以免早期发生排斥反应。但由于个体差异大，个别患者因其他疾病需要服用上述补品时，可咨询医师后再行决定。

（3）预防感染

1）术后应早期下床，加强肺功能锻炼，如腹式呼吸、扩胸运动等预防肺部感染。

2）术后尽早拔除尿管，避免憋尿，必要时予以尿道口消毒，减少泌尿系统感染。

3）术后勤漱口、刷牙，避免食物残渣滞留诱发牙龈炎，避免口腔黏膜细菌、真菌滋生。

（4）适量运动：应每天坚持锻炼，提高身体素质。运动量应由轻至重，循序渐进，根据自身年龄、爱好和是否存在骨病等选择恰当的运动方案，一旦遇到骨关节疼痛、肢体伸屈困难均应及时就诊。建议术后3～6个月后回归日常生活和工作，积极参加家务和社会活动。

（5）保持良好卫生习惯

1）房间定期开窗透气，暴晒被褥。如经济情况允许，可购入家用空气消毒机定期进行室内消毒。

2）定期洗澡、洗头，同时注意保暖，避免受凉，避免发生皮炎，甚至诱发脓毒血症。

3）不建议养宠物，避免皮肤抓伤和感染。

4）疫情时期，不建议去人流量大、拥挤的场合，一旦发生感冒应立即与医师联系。

（6）当好观察员：患者应注意的症状和体征包括体温升高、血压升高、尿量减少、尿液性状改变（如血尿、泡沫尿）、移植肾区疼痛、肿胀、乏力、关节酸痛。建议每天测量体温、血压，定期测量血糖并做记录，配合每次随诊的检查（如肾功能评估、血常规、尿常规、淋巴细胞监测等）。

（7）性生活和妊娠：肾移植术后6个月，性功能逐步恢复，性生活时应注意对移植肾进行保护。性生活的姿态选择应避免挤压肾脏，减少挤压所致肾破裂风险。适度性生活，避免过度引发劳累、持续时间过久和性生活过于频繁，对于女性肾移植患者有增加尿路感染风险。

对于男性患者，肾移植术后无特殊禁忌，即可考虑生育；对于女性患者，肾移植术后应做好避孕措施，术后2年方可考虑妊娠，同时妊娠期间可能导致肾功能恶化、移植肾排斥反应、高血压、抽搐、尿路感染等风险，应严密监测肾功能、生命体征等。

（8）术后心理指导：由于疾病和部分药物因素，患者术前的心理状态在术后延续，或术后出现焦虑、抑郁的情况时常发生。还有很大一部分患者在面对恢复正常生活和工作时的压力，难以进行自我疏导，出现各种不同表现的心理障碍。

良好的家庭氛围和工作环境往往由多因素影响且难以控制。心理医师，甚至移植团队的专业医师，对患者的心理疏导十分重要，专业心理医师的心理干预也至关重要。良好的心理状态可以促进患者康复，并使其更好地配合移植术后随访。

参 考 文 献

［1］ Chen T, Li X, Li Y, et al. Prediction and risk stratification of kidney outcomes in IgA nephropathy. Am J Kidney Dis,2019,74: 300-309.

［2］ Xie X, Liu Y, Perkovic V, et al. Renin-angiotensin system inhibitors and kidney and cardiovascular outcomes in patients with CKD: a bayesian network meta-analysis of randomized clinical trials. Am J Kidney Dis, 2016,67: 728-741.

［3］ Lv J, Zhang H, Wong M G, et al. Effect of oral methylprednisolone on clinical outcomes in patients with IgA nephropathy: the TESTING randomized clinical trial. JAMA,2017,318: 432-442.

［4］ 王海燕. 肾脏病学. 3版. 北京：人民卫生出版社，2008.

［5］ 王豪.（二）何为肾虚. 求医问药，2011（3）：5.

［6］ 国家肾脏病临床医学研究中心. 中国慢性肾脏病矿物质和骨异常诊治指南概要. 肾脏病与透析肾移植杂志，2019，28（1）：52-57.